应考掌中宝

伤寒论速记

主　编　周春祥

副主编　张静远　凌　云　马俊杰

中国中医药出版社

·北京·

图书在版编目(CIP)数据

伤寒论速记/周春祥主编.—北京:中国中医药
出版社,2016.3
(应考掌中宝)
ISBN 978-7-5132-3059-9

Ⅰ.①伤… Ⅱ.①周… Ⅲ.①《伤寒论》—中医药院校
—自学参考资料 Ⅳ.①R222.2

中国版本图书馆 CIP 数据核字(2015)第 317267 号

中国中医药出版社出版
北京市朝阳区北三环东路 28 号易亨大厦 16 层
邮政编码 100013
传真 010 64405750
廊坊市晶艺印务有限公司印刷
各地新华书店经销

＊

开本 889×1194 1/64 印张 2.5 字数 80 千字
2016 年 3 月第 1 版 2016 年 3 月第 1 次印刷
书号 ISBN 978-7-5132-3059-9

＊

定价 12.00 元
网址 www.cptcm.com

前○言

　　为了帮助中医药院校考生学习、复习和应考,我们在全国中医药院校遴选了具有丰富的专业教学经验以及相关考试辅导和培训经验的一线教师,编写了本套"应考掌中宝"丛书。本丛书以全国高等中医药院校规划教材及其教学大纲为基础,结合编者们在各自日常专业教学及各种相关考试辅导和培训中的经验,并参照研究生入学、临床执业医师资格等考试的要求编写而成。是对教材全部考点进行系统归纳的一套便携式学习、应考用书。本丛书的编写顺序与教材的章节顺序基本相同,可以为中医药院校本科生、专科生、中医药成人教育学生、中医执业医师资格考试人员及其他学习中医药的人员同步学习和复习提供帮助,使学习、应考者能快速掌握学习重点、复习要点和考试难点。

　　本丛书包括《中医基础理论速记》《中医诊断学速

记《中药学速记》《方剂学速记》《针灸穴位速记》《推拿学速记》《内经速记》《伤寒论速记》《金匮要略速记》《温病学速记》《正常人体解剖学速记》《生理学速记》和《生物化学速记》13 个分册。本丛书具有以下特点：① 内容简明直观,高频考点全覆盖;② 重要考点归纳到位,符合记忆和复习规律;③ 浓缩精华,其"短、平、快"的形式和"精、明、准"的内容结合完美。方便考生在短时间内把握考试精髓,抓住常考点和必考点,稳而准地拿到高分,顺利通过考试。

中国中医药出版社
2015 年 2 月

编写 ◎ 说明

　　《伤寒论》奠定了中医临床各科的基础,虽以"伤寒"为名,实承载了"辨证论治"之道,千余年来一直是习中医者必读范本,历代医学更奉之为临床法典。《伤寒论》文字质朴却蕴义深厚,条文精义常令学者颇难领会,历代注家的众多著述更令学者莫衷一是。为此,编写一本既忠实反映《伤寒论》学术思想,又能引领初学者登堂入室、指导复习者把握疑难要点的精简读本显得十分必要,《应考掌中宝——伤寒论速记》正是应此写就。

　　本书编写时不奢求面面俱到,围绕当前教学大纲及执业医师资格考试要求,在仔细梳理《伤寒论》各篇章相关内容基础上,条列出各篇章及相关条文中蕴含的重点、疑点及难点,着眼于前后篇章相关知识点之间的有机联系,冀能辅助学生在较短时间内捕捉到布散于全书的重点信息,使学习者收到事半功倍的学习效果。

作为"应考掌中宝"丛书之一,本书既保持了该套丛书特有的风格,又结合本课程特点作了微调,每章节除陈列"重点直达"以彰显本章节重点所在外,更注重对疑难问题的解释与说明,通过"重点直达"与"释难解疑""思考题"的相互映衬,使全书内容既浑然一体,又较少重复。

在本书编写过程中,参考了当前通行的数版《伤寒论》教材,因而得以融会各版教材之长,具有较宽的适应面。本书对中医药院校各层次学生学习掌握《伤寒论》理论、执业医师考试者复习强化等均有参考价值。

周春祥

2015 年 11 月

目●录

绪 论

第一章　辨太阳病脉证并治

第二章　辨阳明病脉证并治

第三章　辨少阳病脉证并治

第四章　辨太阴病脉证并治

第五章　辨少阴病脉证并治

第六章 辨厥阴病脉证并治

第七章 霍乱病辨证论治

第八章 阴阳易差后劳复病辨证论治

绪 ○ 论

【重点直达】

一、《伤寒论》的价值

二、伤寒的含义

三、六经、六经病及六经辨证

四、六经病的传变及其形式

掌握传、变、合病、并病、直中。

五、《伤寒论》基本治则

（一）治病求本

（二）祛邪扶正

（三）调和阴阳

（四）辨别标本缓急

（五）正治反治

【释难解疑】

1. 中医与西医伤寒概念的区别

伤寒 ┍ 中医 ┍ 广义伤寒：一切外感热病的统称。包括中风、伤寒、湿温、热病、温病
　　　┃　　 ┕ 狭义伤寒：为广义伤寒中的一种。是外受寒邪，感而即发的疾病
　　　┕ 西医：为伤寒杆菌感染而致的肠道传染病

2. 六经、六经病、六经辨证概念辨别

六经：是生理性概念，即太阳、阳明、少阳、太阴、少阴、厥阴的总称，由于每经又分为手足两经，因而总领手足十二经及其所属脏腑的生理功能，而非6条经络。

六经病：是病理性概念，是六经所属脏腑、经络及其功能失常的概括。

六经辨证：是以六经生理为基础、六经病理为参照，对病位、病性、病情轻重及病势做出的概括。

3. 六经病传变形式

传：指疾病循着一定的趋向发展。

变：指疾病在某些特定条件下不循一般规律而发生性质的改变。临床上传、变多并称。

合病：指六经中两经以上同时发病，无先后次第之分。如太阳少阳合病、阳明少阳合病及三阳合病等。

并病：指一经病证未罢，另一经病证又起，终致两

经以上同病者。有先后次第之分。如太阳少阳并病、阳明少阳并病及少阳与阳明并病等。

直中：指病邪不经三阳经直接侵犯三阴经所致的发病方式。

第一章 ◎ 辨太阳病脉证并治

概　说

【重点直达】
掌握本证、兼证、变证、疑似（类似）证概念。

第一节　太阳病纲要

【重点直达】
一、太阳病提纲证
　　掌握太阳病诊断要点。
二、太阳病分类
　　掌握太阳中风、伤寒、温病的概念、诊断与鉴别要点。
三、辨太阳病传变
　　掌握疾病传变判断标准，与病程、脉证变化关系。

【释难解疑】

1. 如何正确看待太阳伤寒表证的"但恶寒不发热"

太阳伤寒发热的迟早,与感邪轻重、体质强弱有关。若风寒邪甚,卫阳郁闭较重,卫气未能及时与邪抗争,则发热迟,所谓"或未发热"即指此而言;若风寒郁闭较轻,卫气能及时与邪相争,则初起即见发热。太阳病发热虽有迟早之分,最终皆会呈现恶寒、发热并见之象。

需要指出的是,太阳病初起见到的"恶寒不发热"与阳虚失于温煦的恶寒不可同日而语,前者见于病之初起,虽得衣被而不减,后者每多病程较长,得衣被即减,以此为辨。

2. 太阳中风、伤寒及温病的鉴别

三证相同点:均属于太阳表证范畴,皆为外感邪气引发。

不同点:① 感受邪气性质不同,太阳中风、伤寒为感受风寒之邪,太阳温病为感受温热之邪;② 证候表现不同,太阳中风以汗出、口不渴及脉浮缓为主,太阳伤寒以无汗、口不渴及脉浮紧为主,太阳温病以口渴、不恶寒或微恶寒、脉浮数为主;③ 病机不同,太阳中风为风寒外袭、卫失外固、营不内守,太阳伤寒为风寒外束、卫郁营闭,太阳温病为温邪犯表、化热伤津。

3. 词语解释

(1) 中风：中，读作"仲"zhòng。中风，中医证名。由外感风寒所致的表证之一，与内伤杂病的中风病不同。

(2) 温病：外感病中的一种病证。属广义伤寒的范畴。

第二节　太阳病辨治

【重点直达】

一、太阳中风证

（一）太阳中风证典型证与非典型证

（二）太阳中风证见浮缓、浮、浮弱、浮数脉机制

（三）太阳中风证见心烦与风寒化热证区别

（四）太阳中风证、杂病自汗证与桂枝汤证的联系

（五）桂枝汤调护法及使用禁例

二、太阳中风证兼证

（一）兼项背强几几证

　1. 项背强几几的病理

　2. 用葛根的意义

（二）兼喘证

　喘的病理

（三）兼漏汗证

    1. 漏汗及四肢拘急的病理

    2. 加附子急温其阳的意义

（四）兼胸满证

    1. 心胸阳虚证轻、重证的区分

    2. 桂枝汤去芍药及去芍药加附子的意义

（五）兼身痛证

    虚性身痛的辨治

三、太阳伤寒证

（一）太阳伤寒证典型证与非典型证

    1. 伤寒初起不发热

    2. 伤寒证浮紧、浮、浮数脉辨

    3. 伤寒证见烦与风寒化热证的区分

    4. 伤寒证中的衄血

（二）麻黄汤禁例

四、太阳伤寒兼证

（一）兼项背强几几证

    1. 与太阳中风兼项背强几几的鉴别

    2. 不用麻黄汤直接加葛根的用意

（二）兼犯阳明胃、肠证

    1. 迫肠下利及其证治

    2. 犯胃呕吐证及其证治

【释难解疑】

1. 太阳中风证汗出与药后汗出的区分

太阳中风证"汗出"缘于营卫不和的病理,运用桂枝汤后可通过调和营卫实现"汗出"邪去的目的,这一"汗出"为药后反应,与用药前的汗出属性截然不同,应当明辨。

2. 太阳中风证、杂病自汗证与桂枝汤证联系

太阳中风证是外邪侵袭肌表,腠理开阖失司,卫失其固,营不内守所致,临床以汗出、发热、恶寒、头痛、脉浮缓为主,病位在肌表。

杂病自汗证,虽亦有自汗出,但并不伴见恶寒发

热、头痛等外感表证,病变重心是内伤所致肌表营卫不和。

桂枝汤功在调和营卫,不论外感、内伤,只要存在营卫不和的病理,用之皆有效验;由于任一汤方治疗的证候可存在轻重等方面的细微差异,因而《伤寒论》出现了诸多条条文阐述桂枝汤证的现象。

桂枝汤既可用于外感病营卫不和的治疗,亦可用于内伤杂病营卫不和自汗证的调治。正因如此,桂枝汤证所赅范围广泛,包括感受外邪所致太阳中风证及内伤杂病自汗证等多个方面。

3. 太阳中风证病理进程中"烦"的属性判定

《伤寒论》条文中既有"初服桂枝汤,反烦不解者"(第24条)的描述,更有"半日许复烦"(第57条)的记载,两处均提及"烦"字,易与热证或表寒化热证相混淆,学习时最宜细加分辨。

第24条提出刺风池、风府以助泄邪,更用桂枝汤以解散表邪;第57条烦虽与浮数脉并见,但却更用辛温之桂枝汤发其汗,自亦非热证之候。究其产生缘由,是表邪相对较甚、正邪交争剧烈使然。两条所述之"烦"与邪入里化热之"烦"较易分辨,前者虽烦,甚或脉数,应该绝无舌红、口渴等象;后者因热邪扰动心神所致,故常见舌红、苔黄、口渴等症。

4. 太阳中风兼漏汗证既属阴阳两虚,何以"以温阳为先"

太阳病发汗不得其法,致"汗漏不止",且与"小便难,四肢拘急,难以屈伸"并见,证属阴阳两虚。其治似应以阴阳并补为大法,然观仲景所述,其治径以温阳固表为主,并未更用益阴之药。究其根源,盖因阳虚"汗漏"势急,不复其阳,则汗漏不止,易致变证丛生,不只阳气得不到恢复,已伤之阴液亦将随之耗竭。值此之时,唯有先固其阳,断其漏汗,方可斩断其恶性循环,为护阴养液争取时间。

此外,"阳易复而阴难生"亦是决定该证以温阳为主的原因,是证虽阴阳两虚,但由于阴难速生,若杂投补阴,则化生些微之阴不只难补漏汗之伤,更易在顷刻间为汗泄所耗,是为徒劳,况阴阳双补杂投,反有阳气受碍之弊。

5. 太阳中风兼心胸阳虚证轻、重证的鉴别

太阳中风兼心胸阳虚证因阳虚程度不同而证候表现有别,阳虚轻者仅见胸满且脉促,重者则不仅胸满,更见脉转"微"象,并增"恶寒",反映其全身阳虚不足,失于温煦的特征。太阳中风兼心胸阳虚轻证,治疗时以温通心阳为主,兼以解肌;阳虚重证,在温通心阳同时,更用附子以温经复阳。

6. 桂枝去芍药加附子汤与桂枝加附子汤所治之证有何异同

两方只差一味芍药,但前方为治胸阳不足而设,故证见胸满、脉微、恶寒;后方为营卫不和,卫阳失固而创,故以汗漏不止为主要表现。两方所治之证阳虚部位有异。

7. 对伤寒表实证病理进程中鼻衄的认识

鼻衄 {

表郁太甚,正邪交争,损伤阳络——表寒郁闭仍明显——仍当发表以散邪

表郁太甚,正邪交争,邪借衄为出路——衄后脉静身凉——静养后自愈

表郁太甚,正邪交争,发表散邪——表寒郁闭——衄血而解

表郁太甚,入里化热,波及营血——出现营血分证——当凉血止血

8. 太阳伤寒证与太阳中风兼气营两伤证皆可见身疼痛,临床应如何区别

两证分别见于《伤寒论》第35条、第62条,虽然均有身体疼痛,但两证病因、病机各异,临床表现及治法方药有别。

太阳伤寒表实证的身疼痛以头痛、身痛、腰痛、骨节疼痛为特征,因风寒束表、太阳经气不利所致,属于"不

通则痛"范畴,属实,常与恶风寒较甚、发热、无汗而喘、脉浮而紧等并见,治疗当用麻黄汤发汗解表散寒为法,待汗出邪去、经气畅通则身体疼痛随之而愈。

太阳中风兼气营两伤证的"身疼痛"由太阳病发汗不当,损伤营气,筋肉失养所致,属于"不荣则痛"范畴,属虚,在身体疼痛同时伴见恶风寒、汗出,脉沉迟无力等症,治疗用桂枝新加汤调和营卫,益气养营,重用芍药、生姜、人参益气养血,润养筋脉,使荣则不痛。

9. 大、小青龙汤证的鉴别

两证皆为伤寒表实兼里证,因在里之兼证属性及证偏表、偏里不同而治疗各异。

两证皆有寒邪束表、卫阳被遏、营阴郁滞表现,如发热、恶寒、头痛、无汗、脉浮紧等,治法皆当发汗解表,方药都用麻黄、桂枝、甘草、姜。所不同者,大青龙汤证见烦躁等里热之候,病偏表闭,故侧重辛温表散;小青龙汤证见咳喘等寒饮内停之象,其温化水饮之力尤著。

10. 太阳伤寒、中风兼项背强几几证的辨析

两证的辨证要点为汗出与否。太阳中风汗出兼项背强几几者用桂枝加葛根汤;伤寒表实无汗兼项背强几几者用葛根汤。两证所用之方皆由桂枝汤加减而成,葛根汤为桂枝汤加葛根、麻黄,桂枝加葛根汤为桂枝汤径加一味葛根。

11. 葛根汤何以不用麻黄汤加葛根

葛根汤是为伤寒表实兼项背强几几而设,证属太阳伤寒表实,理应以麻黄汤为主方,然观葛根汤组成,却是在桂枝汤基础上加葛根、麻黄组成,究其缘由,乃因项背强几几本已津液不足,筋脉失养,若再以麻黄汤峻汗易致不足津液更加耗伤。葛根汤虽以麻、桂合用,貌似麻黄汤组合,但因方中有芍药之酸收,可在有效表散寒邪同时,不致令阴津大量外耗,对已有津液不足、筋脉失养病证尤为适宜。此外,方中芍药、甘草同用不仅酸收制发散太过,更可酸甘化阴以养筋脉。方中因无杏仁,而无降泄之用,更利于葛根升津液以舒在上之筋脉。

12. 太阳伤寒兼犯阳明下利证的辨治

本证为太阳伤寒兼阳明下利证,应见太阳伤寒的发热、恶寒、头痛、脉浮紧等,伴阳明下利,证属太阳阳明同病,但以太阳病变为主,寒束肌表,阳郁而不得宣达,致阳明腑气不和,传导失职,故治疗以太阳为主,治以发汗解表为先,使表解里自和,有"逆流挽舟"之意。

13. 伤寒表实兼里热证见"身重"与相关证的区别

身重一候,最易判为湿困机体,然伤寒表实兼里热郁阻,致经络不畅时亦可见类似表现,鉴别之法,湿困身重往往持续不减,伴见小便不利、苔腻等湿困之候;伤寒表实兼里热"身重"除表现为"乍有轻时"的特征外,更见有风寒郁闭之寒热、头身痛及口渴、舌红苔黄、心烦等象。

14. 太阳伤寒兼水饮证中的"口渴"与"口不渴"

太阳伤寒兼水饮证既可因寒饮内停、阴邪弥漫而见口淡不渴,亦可因寒饮内停,津液停聚不布而见或渴之证,其渴必饮量不多且喜热饮,与热证口渴引饮不可同日而语。

本证在治疗后,常见水饮温解之余,津液一时尚少的口渴,此口渴必见脉静身凉,不需特别治疗。此外,亦有因误治、失治或因病邪殊盛,病证化热而见口渴者,必与舌红、苔黄等热证伴见,需仔细分辨。

15. 桂枝麻黄各半汤证、桂枝二麻黄一汤证、桂枝二越婢一汤证均为表郁轻证,有何区别

三证皆属表郁邪微,症状均有发热恶寒,热多寒少,呈间歇性发作。治用辛温微汗。但桂麻各半汤证为表郁稍重,表现为寒热一日二三度发,其发作次数较频,并有身痒、面赤等表郁较重之象,治以小发其汗;桂枝二麻黄一汤证,表郁较轻,表现为寒热一日再发,其发作频次较少,治以微发其汗;桂枝二越婢一汤证,属表郁兼内热,除寒热并见外,尚有轻微里热烦躁,治以辛温发汗,兼清郁热。

16. 桂枝二越婢一汤证与大青龙汤证鉴别

两证均为表寒里热证,属表里同病。但前者表郁程度比较轻,兼里热亦较轻,证见热重寒轻,呈间歇性发作,兼见口微渴,心微烦;后者肌表郁闭及里热程度都较桂枝二越婢一汤证为重,证见恶寒发热兼烦躁,脉浮紧(缓)。证候轻重不同,使得治法有异,前者小汗轻清其热,后者峻汗凉透里热。

17. 太阳病汗法有哪些

太阳病汗法包括:麻黄汤证的峻汗法、桂枝汤证的缓汗法、桂枝麻黄各半汤证的小发汗、桂枝二麻黄一汤证微发汗。

18. 词语解释

(1)先其时:指在发热汗出之前。

(2)解肌:解除肌表之邪。

(3)项背强几几:几几,读作"紧紧"(jǐn jǐn),南阳地区方言,有拘紧、固缩之意。亦有读作殊(shū)者。项背强几几,形容项背拘急不适,转动俯仰不利之状。

(4)遂漏不止:遂,因而,于是。漏,渗泄不止。全句是指不间断地小量汗出。

(5)微寒:指脉微恶寒。

(6)目瞑:指闭目懒睁,有畏光感。

(7)心下有水气:心下,即胃脘部。水气,病理概念,即水饮之邪。

(8) 如疟状:指发热恶寒呈阵发性,发无定时,似疟非疟。

【思考题】
《伤寒论》表里同病的治法是什么?试举例说明之

《伤寒论》表里同病的治法有先表后里、先里后表、表里同治 3 种。

(1) 先表后里:此为里实证兼表证、里实不急时的通常治法。一般来说,在里实兼表时,应先解表,表解之后再治里,否则易致表邪内陷,造成种种变证。例如第 106 条"太阳病不解,热结膀胱,其人如狂,血自下,下者愈。其外不解者,尚未可攻,当先解外。外解已,但少腹急结者,乃可攻之,宜桃核承气汤。"其他如第 32、第 36、第 44、第 234、235、第 276 条等,皆说明了这种情况。

(2) 先里后表:一般适用于里虚证兼表证的治疗,亦是里实证兼表证时的治疗变法,适用于表里同病而里证急重时的病情。前者如"伤寒,心动悸,脉结代,炙甘草主之"即属之;后者如第 124 条太阳蓄血重证抵当汤证,既有少腹硬满,小便自利者,其人发狂,脉微而沉等里证,而表证仍在,但以里证急重为主,故张仲景径直予抵当汤破血逐瘀。其他如第 91、第 92、第 372 条等,皆说明了这种情况。

（3）表里同治：又称表里双解，属表里同病治疗的权宜之法。若表里同病而表证、里证俱急，或遇见单纯治表则碍里，单纯治里则碍表的病情，则需表里兼顾，同时治疗。如第40条小青龙汤证，既有风寒外束之伤寒表证，又有水饮内停、寒饮犯肺之里证，表里证俱急，故仲景予小青龙汤辛温发汗解表，温肺散寒化饮，表里双解之。在具体应用表里同治治法时，还须分析表里证的孰轻孰重、孰少孰多、孰缓孰急，而治有所偏。若虽表里同病而偏表者，在表里双解的前提下仍以治表为主，如第18条桂枝加厚朴杏子汤证；虽表里同病而偏里者，在表里双解的前提下仍以治里为主，如第163条桂枝人参汤证；若虽表里同病而表里证处于相对均衡者，则应表里并重治之，如第146条柴胡桂枝汤证等。

第三节　太阳病变证

【重点直达】

一、辨治纲要

（一）概念

（二）辨证思路

1. 寒热真假

2. 虚实辨别

（三）治则

1. "观其脉证，知犯何逆，随证治之"的意义

2. 表里先后

3. 标本缓急

二、变证辨治

热证

1. 热郁胸膈证及其兼证

（1）心烦证区分

（2）胸中窒、心中结痛的病理

（3）清热宣通气机治法的意义

（4）兼证治疗的灵活变化

（5）栀子豉汤"得吐者，止后服"的机制

（6）栀子豉汤使用禁例

2. 肺热郁闭证

（1）"无大热"的内涵

（2）汗出而喘与太阳中风证兼喘证的鉴别

3. 肠热下利证

（1）与太阳伤寒兼犯大肠证鉴别

（2）与太阳中风证兼喘证鉴别

三、虚证

（一）心阳虚证

1. 心阳虚证诊断要点

2. 心阳虚轻、重证的辨治

3. 烦躁、惊狂、奔豚的证候鉴别

4. 心阳虚治疗规律

（二）脾虚证

1. 脾虚证诊断要点

2. 脾虚证与他证兼见时主、次的区分

3. 消补兼施时消、补轻重的把握

4. 小建中汤证证候属性识别

5. "协热下利"的概念及其鉴别

6. 表里同治时偏表、偏里的把握

（三）肾阳虚证

1. 干姜附子汤、茯苓四逆汤主治"烦躁"的特点及其鉴别

2. 轻、重证治用小、大方的意义

（四）阴阳两虚证

1. 阴阳两虚证病变部位的判定

2. 阴阳两虚证的不同治疗策略

3. 阴阳两虚证的不同治疗汤方

（五）阳虚水停证

1. 与心、脾、肾阳虚鉴别

2. 头眩的证候分辨

3. 阳虚兼水停证证治

四、蓄水证

（一）蓄水的概念

（二）五苓散证中"消渴"的机制

（三）太阳蓄水证病位的确认

（四）太阳蓄水证与阳明蓄水证的区分

（五）苓桂剂所治证的鉴别

五、太阳蓄血证

（一）蓄血证的诊断

（二）蓄血证与蓄水证的鉴别

（三）蓄血证轻重、缓急的辨治

六、结胸证

（一）结胸证成因及病证特点

（二）结胸与脏结证的鉴别

（三）寒、热结胸证的鉴别

（四）热实结胸证治分类

（五）结胸证与蓄血证治用汤、丸的用意区分

七、痞证

（一）痞证的成因及病证特点

（二）痞证与结胸的鉴别

（三）痞与痞硬形成的机制

（四）热痞兼表证与兼表阳虚证"恶寒"的区分

（五）制剂用麻沸汤的用意

八、上热下寒证

【释难解疑】

1. 变证的辨证思路

（1）寒热真假：真正的寒热，易于辨识。真假寒热，病在疑似之间，则辨之不易。临证当综合全部脉证，细心审辨。真寒假热证，除患者身大热，反欲得衣外，常兼烦躁，状似阳证，但语言低微，口淡不渴，喜近炉火，胸腹不热，舌淡苔白，脉多沉弱，或浮数无力，或浮大无根。真热假寒证，除患者身大寒，不欲近衣外，常伴神情昏昏，状若阴证，但目张目赤，声高气粗，渴喜冷饮，四肢虽冷，但胸腹部灼手，舌红苔黄，脉多沉实有力，或迟而坚实。

（2）虚实辨别：虚实辨别包括两方面：一是通过患者体质强弱、治疗经过等来加以判定。素体阳旺者，误治后易入里化热，多成热证、实证；体质虚弱之人，多成虚证、寒证或阴阳两虚证。

二是辨虚的部位及其属性，如辨脏腑之部位，气血阴阳之属性；辨实则应关注邪实之属性。

2. 对栀子豉汤证病位的认识

栀子豉汤证病位在胸膈上下，其范围较广泛，故症状包括近胸膈部位脏器受热扰时的表现，上起胸中，下迄胃脘。

3. 栀子豉汤"得吐者，止后服"机制及对之的正确认识

栀子豉汤证病位偏上，豆豉药性轻扬，若热郁胸膈证重，服该方后火郁得伸，胃气得苏，有可能出现呕吐表现。虽致呕吐，不可因此认定本方为催吐剂，因呕吐只是热郁得伸的后续表现，并非该方本身直接有催吐效应。不仅如此，条文中的栀子生姜豉汤证，用于汗、吐、下误治后引起的呕吐，若果真栀子豉汤为催吐剂，则方中用药理应力当避用栀子、豆豉两味，岂可像方中更用栀子豆豉为主一吐再吐！此外，方中加用生姜降逆止呕，一方之中怎能存在既催吐又止吐的道理。综上所述，对栀子豉汤"得吐者，止后服"应正确认识。

4. 栀子豉汤证及其兼证辨证要点及病机

栀子豉汤证因无形邪热郁于胸膈，故其辨证要点为心烦不得眠，心中懊恼，反复颠倒，或胸中窒，或心中结痛,苔黄。病机为热郁胸膈。治法是清宣郁热。

栀子生姜豉汤证为热郁胸膈,兼见胃气上逆呕吐证,故在栀子豉汤清宣胸膈郁热基础上,更加生姜以和胃降逆。

栀子甘草豉汤证为热郁胸膈,兼见气虚少气证,故在栀子豉汤基础上,更加甘草以轻清补益。

栀子厚朴汤证,虽亦有邪热郁滞胸膈,但气机阻滞连及腹中,故其辨证要点不仅见心烦,更见腹满、卧起不安;病机为邪热留扰胸膈,气机阻滞于腹。治疗以清热除烦、宽中消满为法。

栀子干姜汤证的辨证要点为身热不去,微有心烦,或有腹满时痛,食少下利等;病机为胸膈有热,中焦有寒。治法是清上热,温中寒。

5. 清热宣通气机治法的意义

热郁胸膈证为邪热内陷胸膈,病机为无形之热结聚上焦,阻滞气机,导致胸中窒闷,或热阻胃脘导致心下胃气郁滞,出现心中结痛等症。因有热邪郁滞气机且病位偏上,故治疗选择一则清热,一则宣透,取“火郁发之”之意,以清热宣透方法实现气机条畅的目的。

该治法意义在于,为气滞证治疗提供了不同思路,因一般气滞证多用行气药,但本证中气滞旨在清热宣透,追本溯源,治疗气滞之本——热郁,体现了治病求本的思想。

6. 对麻杏石甘汤证中"无大热"的理解

所谓"无大热"是指表无发热,非指无口渴、舌红苔黄等里热证象,但验之于临床,本证属于邪热壅肺,常见发热,甚至高热不退,不可将"无大热"视作一定表现。

7. 麻杏石甘汤证、桂枝加厚朴汤证、麻黄汤证、葛根芩连汤证、小青龙汤证喘的鉴别

关于以上五汤证的喘的鉴别见表1:

表1　五汤证喘的鉴别

汤证		相同点	不　同　点
喘证	麻杏石甘汤证	肺气宣降失司	热邪壅肺。证见汗出或无汗,舌红,口渴。治以清热宣肺,降气平喘
	桂枝加厚朴杏子汤证		风寒袭表,营卫不和,痰气内阻,肺气上逆。证见汗出,发热,脉浮缓。治以解肌发表,降气化痰平喘
	麻黄汤证		风寒外束,肺气失宣。证见无汗而喘,头身疼痛,口不渴,舌淡苔薄白,脉浮紧。治以辛温发汗,宣肺平喘
	葛根芩连汤证		肠热传肺。证见下利臭秽,肛门灼热,口渴,喘而汗出为主。治以清肠止利
	小青龙汤证		寒饮射肺。证见咳喘伴吐清稀白沫痰,舌淡苔白滑。治以温化蠲饮

8. 肠热下利证与太阳伤寒兼犯阳明下利的鉴别

两者皆可见下利,但前者以阳明里热为主,挟有表证,多见下利较甚、利下恶臭黏滞、肛门灼热、舌红苔黄等热证,治疗以清热止利为主;后者以感受风寒之邪为主,外邪致阳明腑气不和,传导太过,因见阳明下利之证,其下利性质为寒,无大便臭秽、舌红脉数等证,治疗以发汗解表为先。

9. 心阳虚各汤证鉴别

桂枝甘草汤证为心阳损伤的基础证,病情相对较轻,证见叉手自冒心、心下悸。治以单捷小剂桂枝甘草汤速复其阳。

桂甘龙牡汤证阳虚证情较重,除桂枝甘草汤证相关表现外,更见烦躁表现,用治之方中桂/甘比例由桂枝甘草汤的 4/2 减为 1/2,旨在防辛温过度耗散已虚的阳气,且可通过增加甘草用量增强甘缓之力,变温通为温补之用,此外,更可用甘草之补中益气,滋气血之源以养心脉,可谓一石三鸟。

桂枝去芍药加蜀漆牡蛎龙骨救逆汤证除心阳虚的基本病机外,更见惊狂等心主神明功能失常之候,为心阳虚程度进一步加重之象;心阳更虚,复可影响其推动血脉,致津液停聚为痰,阻塞心窍,更令心神难入心舍,加重惊狂表现。正因如此,本证在治疗时,一是强调温通心阳,更用姜、枣之资中气,俾中气立而气血旺,心自得养。就其补中之力而言,类于桂甘龙牡汤又强于桂甘龙牡汤,体现了仲景补中土以养心脉的治疗学思想。

10. 桂枝加桂汤何以不去芍药

奔豚证,是心阳虚不能下温肾水而致肾寒之气上逆所发。肝肾同居下焦,心阳不足在令肾中寒气上逆的同时,常并发肝寒之逆。本证虽属心阳不足,却不似前述胸阳虚证用桂枝汤去芍药之酸寒阴柔而仍用芍药者,正是基于芍药的缓肝降逆之用,此外,酸寒之芍药与大剂桂枝相伍则又不虑其寒凉。复方配伍之妙,斯可毕见。

11. 欲作奔豚证与奔豚证的鉴别

欲作奔豚与奔豚证的病机相似,都以心阳虚为基础,但前者仅为欲作,除心阳虚不能下温肾水而生寒气外,更有水气内停,水有形质重,不易上冲,故欲作奔豚;后者是已发,为心阳虚不能下温肾水而生的寒气,属无形,故易上冲而作奔豚。欲作奔豚的主要脉症是脐下悸动不安,水气有上冲之势,可伴见小便不利;而奔豚证的主要脉症是气从少腹上冲胸咽,烦闷欲死。二者均用温通心阳平冲降逆。但从方药分析,二者亦有不同,前者重用茯苓,意在利水平冲,而后者重用桂枝意在温通心阳而平冲逆。

12. 小建中汤证证候属性识别

小建中汤为桂枝汤倍用芍药加饴糖而成。本方重用饴糖甘温补中,合以甘草大枣之甘,以补益脾胃,安奠中州。倍用芍药之酸,与上述甘味相合,则酸甘化阴,以养血和营,缓急止痛。配以桂枝、生姜之辛,与甘味相伍,辛甘化阳,以温阳养心,全方具有建中补虚、气血双补,以及平衡阴阳、协调营卫、缓急止痛等多种作用。而小建中汤证症见"心中悸而烦",是由于里虚邪扰,气血不足,心无所主则悸,邪扰神志不宁则烦。脾胃居中为气血生化之源,中气立则化源足,虚得补,邪自退,烦得除。由此可见,是证虽表现心悸,但其病实因脾胃气血化源不足而起,若单纯从心而治,或虽可解一时之急,而本源未解决,化源匮乏,终难取长久疗效,甚或毫无寸效,所以虽然心中悸,但不补心而建中,反映了治病必求于本的精神。

小建中汤主证见心中悸而烦,腹中急痛,喜温喜按,或伴轻微恶寒发热,病机以中焦虚寒,气血不足。因方药以甘温为主,重在补虚,适用于纯虚无实证,故湿盛或有热者禁用,防实实之弊。

13. 对厚朴生姜半夏甘草人参汤证"腹胀满"的理解

该汤证仅论及"腹胀满",证以气滞湿阻为主,兼有脾虚,本方证非单纯虚证、实证可比,而是虚实夹杂、以邪实(气滞湿阻)为主,因此,其胀满既不同于单纯邪实的"腹满不减、减不足言",亦有别于纯虚证的"腹满时减,复如故"或"朝宽暮急",若单从腹胀辨之似较困难,需四诊合参。因于气滞湿阻较重,故腹胀按之不减,苔见白腻;因于脾虚,必有乏力神疲,纳食不香,舌胖有齿印。

14. 桂枝人参汤证与小建中汤证的鉴别

桂枝人参汤证虽系表里同病,而病之重心在里之虚寒,故以治里虚为主立法选方,桂枝人参汤中用人参汤建立中阳,祛寒胜湿,只用一味桂枝以解表邪,足见其轻重缓急之一斑。

与小建中汤证比较,前者脾阳虚程度较重,且应有寒湿形成,小建中汤证则主要在里虚不足,尚未致滋生寒湿,所以桂枝人参汤因寒湿下注而见下利不止,小建中汤证则以脾阳不足,温煦不及而见脘腹冷痛等证。

15. 桂枝人参汤证与葛根芩连汤证中"协热下利"的鉴别

所谓"协热下利"是挟有表证发热的下利。桂枝人参汤证属里虚寒兼表证,属表里俱寒,但重心在里虚,寒湿为主;葛根芩连汤证是里实热兼表证,属表里俱热,以热证为主。两者虽都有协热下利,但有寒、热性质之分,通过伴随症状、舌脉不难判断。

16. 对干姜附子汤证的理解

该汤证为"下之后，复发汗"，汗下失序，致阳气暴伤，阴寒内盛，深入少阴所见。观其烦躁特点："昼日烦躁不得眠，夜而安静"，似属无急，"身无大热"看似不重，然诸证联系在一起，其证病位已深。

本证阳虚程度相对较轻，属肾阳暴虚，阳虚较轻而病势急，故用干姜、附子大热刚猛之药，且大剂量一次全部服下，取其急急温阳、回阳。通过煎服法，亦可窥其阳虚程度。

17. 茯苓四逆汤证与干姜附子汤证的鉴别

茯苓四逆汤证在肾阳虚基础上，阴分亦伤，故其烦躁不仅昼日见之，夜间亦存在，是昼夜烦躁，不同于干姜附子汤证单纯肾阳虚证所见的昼日烦躁。正因两证烦躁发作时间、病机不同，前者既用姜附之温阳，复用人参益气生津，茯苓健脾宁心，甘草既能益脾，复能制姜、附之温燥，防温燥之进一步动扰心神；后者以肾阳虚为主，故直接用干姜附子急温回阳救急。

18. 炙甘草汤证的治疗思路

炙甘草汤证为心阴阳（气血）两虚证。对该证候性质的认识，有心阴阳气血两虚及心气血阴阳两虚兼表证的不同，从临床实际来看，无论有无表证，因是里虚为急,炙甘草汤皆属对证之方;炙甘草汤虽为补心气血阴阳的要剂,而其立方却以奠安中气为先,此点与前述治疗心阳虚证的几个汤方有相似之处,充分体现了仲景治心先治脾、奠安中焦以益心脉的治疗学思想,值得效法。

19. 苓桂剂之间的鉴别

一般把含有茯苓、桂枝的方剂称为苓桂剂,如茯苓甘草汤、苓桂枣甘汤、苓桂术甘汤等,三方所治证皆为阳虚水停证,但由于阳虚部位不同,其主证表现及治疗各异。

苓桂术甘汤治疗的是脾阳虚,中焦脾阳不振,水邪上逆,见心下逆满,气上冲胸,起则头眩,脉沉紧;苓桂枣甘汤治疗的是心阳虚,下焦水邪欲乘虚上冲,见脐下悸,欲作奔豚;茯苓甘草汤治疗的是胃虚水停中焦,证见胃中有振水声、心悸等症。

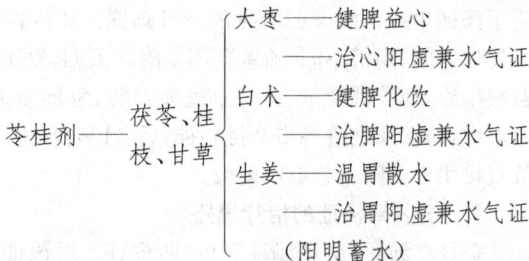

苓桂剂——茯苓、桂枝、甘草
- 大枣——健脾益心 ——治心阳虚兼水气证
- 白术——健脾化饮 ——治脾阳虚兼水气证
- 生姜——温胃散水 ——治胃阳虚兼水气证(阳明蓄水)

20. 苓桂术甘汤证与真武汤证均见头眩,如何鉴别

苓桂术甘汤证之发生,是由于邪在太阳,治当汗解,

而反用吐下之法,损伤脾胃之阳,脾运失职,水饮内停,而阳虚不能升清于上,则清窍反被上冲之水气所蒙,故起则头眩;真武汤证是由于太阳病汗不如法,表证虽解,而少阴阳气大伤,肾阳一虚,不能制水,水气泛滥上下内外,若清阳不升,清窍反被上逆之水气所蒙,故头眩。两证均为水气为病,都可致头眩,但一病在脾,一病在肾。故脾虚停水常伴见心下逆满,气上冲心,不思饮食,脉沉紧,而肾阳虚水泛则常伴有畏寒肢冷、心悸等症,治疗上前者应温阳健脾为主,用茯苓桂枝白术甘草汤,后者以温肾利水为主,用真武汤。

21. 对太阳病篇蓄水证"消渴"的认识

蓄水证病程中所见的"消渴""烦渴""渴欲饮水"等症状为阳不足以化水气、津液不能正常输布所致,与热甚、阴伤口渴不可同日而语。

22. 太阳蓄水证与阳明蓄水证的鉴别

太阳、阳明蓄水证因其水蓄部位不同,症状表现亦各异。停于太阳膀胱者见少腹胀闷拘急、小便不利、口渴等;停于阳明胃者见胃脘部悸动不安,按之辘辘有声,其小便自利,口淡不渴。

23. 蓄血证轻重、缓急的辨治

三证病机皆为热与血结于下焦,但有轻重缓急之别。就蓄血证热与瘀结病机而言,桃核承气汤证是太阳蓄血证中病情较轻者,故有"血自下,下者愈"的自愈机转;正因血热初结,里实较轻,热重于瘀,因而若与表证兼见时,须待表解后方可用攻里,泄热逐瘀,证见如狂、少腹拘急不舒等。

抵当汤证,瘀重热而病势急,故即或兼有表证,亦不须待表解而径用破瘀泄热之法,是治疗里实兼表证的变法,证见发狂、小腹硬满或硬等。

抵当丸证,瘀热虽轻而病势较缓,证见如狂或发狂、少腹满,故取攻逐瘀热、峻药缓图之法。

24. 太阳蓄血证病势缓急判断依据

判断蓄血证病势缓急,腹诊是重要参考。桃核承气汤证见少腹拘急,抵当汤证见少腹硬满(甚至硬)都是病势较急、不速去之则患者痛苦难忍的描述;抵当丸证仅见腹满是患者尚能忍受、病势较缓的表现。

25. 太阳蓄血证与蓄水证的鉴别

太阳蓄血证与太阳蓄水证相较,虽都有少腹拘急不舒的表现,但前者病在血分,故有神志异常;后者病属气化不利,水液代谢障碍,故见小便不利。

26. 结胸证与脏结证的鉴别

两证皆可见胸胁脘腹按之疼痛症状,两者区别在于,前者是无形之寒热与有形之痰水相结,病邪内盛,其证为实,多见关脉沉而有力,不能食,大便秘结,苔厚有根;后者是脏气虚衰,阴寒凝结,本虚标实,证属虚实夹杂,多见关脉小细沉紧,饮食正常,时时下利,白苔滑无根。

27. 大、小陷胸汤证的鉴别

大陷胸汤证为热与水结,病情较重,且因水性流动,其病位广泛,病势较急。小陷胸汤证为热与痰结,部位局限,病情较轻,病势较缓。

从大陷胸汤与小陷胸汤的用药分析,清热时一取重剂大黄,一取小剂黄连;散结时一取芒硝破结,一取瓜蒌开结;涤痰逐水时一取甘遂攻逐,一取半夏涤痰,两方所主证轻重缓急由此亦可见一斑。

28. 大陷胸丸证与大陷胸汤证鉴别

两者病机类似,主要区别在于水热相结的部位,前者邪结部位较高(胸膈以上,以胸肺为主),因水热上蒸故见颈项强、头汗出等,因其病位偏上,治疗时改汤用丸;后者病位较低,"甚至从心下至少腹"是其写照。

在药效方面,大陷胸汤剂量大而泻下力峻猛,见效迅速,故方后能"得快利";大陷胸丸剂量小而泻下作用较缓,故"一宿乃下"。

29. 结胸证与蓄血证证治用汤、丸的用意区分

蓄血证用汤剂因病情重,病势急,急当攻之,故取

"汤者,荡也";其用丸剂因病情较轻,病势较缓,取"丸者,缓也"。

结胸证治疗时虽亦见改汤为丸,然其用意有别。大陷胸汤改汤为丸目的在于其病位偏上,避免汤剂之荡涤而径走肠胃,丸剂则更利于祛除在上之水热,此点从丸中甘遂用量不减、大黄增量且并用泻肺行水的葶苈子可窥见一斑。

通过运用剂型的改变来促成药物作用于胸膈之上,复通过葶苈、杏仁、白蜜的配伍变泻胃肠水热为泻肺膈水热之用,这与三药的引经入肺不无关系,引经之妙良可观止。

30. 痞证与结胸证的鉴别

痞证与结胸证均因太阳病误下,邪陷于里而成。两者的区别在于:结胸证为内陷之邪与有形痰水结于胸膈上下,故其证以胸膈上下硬满疼痛为特点,治宜攻下破结之法。痞证为无形邪气内陷心下,气机痞塞,故其证以心下痞,按之濡软,或虽硬但不痛为特点,治以理气消痞为主。

31. 大黄黄连泻心汤证与附子泻心汤证的鉴别

大黄黄连泻心汤证与附子泻心汤证都以心下痞,按之濡,其脉关上浮为主证,病机都为无形邪热阻滞心下,治法都应泄热消痞,方药都用大黄、黄连、黄芩3味。

不同的是附子泻心汤证兼有表阳虚,卫外不固,在证候上更见恶寒汗出,治法兼扶阳固表,方药另加附子1枚,二者同中有异,不难辨别。

32. 热痞证兼表证与兼表阳虚证恶寒的辨识

两证皆可见痞、恶寒、汗出等表现,二者辨别之点在于,热痞兼表证,常是恶寒、发热并见,其恶寒在得衣被后并不减轻,即使身在密室或环境温暖亦恶寒依然,此外尚可伴见头痛、身痛等表卫不和的表现;热痞兼表阳虚,其恶寒乃表阳不足以温煦致,故得衣被或当环境温暖时其恶寒必相应减轻,其汗出清冷,动则汗出尤甚。

33. 对热痞证治疗制剂技术的理解

大黄黄连泻心汤在煎煮过程中,对其中大黄、黄连、黄芩应用了特殊的煎法,采用沸水浸渍。其用意在于取其寒凉之气以清热,弃其苦味以防泻下。

附子泻心汤是上方加附子组成,以泻心汤泄热消痞,仍取麻沸汤浸渍之意,但取附子浓厚温热之性以温表阳,一方而煎、渍并用,气味取舍各得其长,药虽同行,各司其职,堪称中医制剂学的典范。

34. 半夏泻心汤证与附子泻心汤证的鉴别

半夏泻心汤证与附子泻心汤证相较,尽管两证都是寒热并见之证,却存在较多区别。一是阳虚生寒部位有别,前者在脾,后者不只胃热,更兼表虚。二是致痞之由有异,前者为热壅与中虚的夹杂,后者纯为热壅。其三,两方煎法有异,半夏泻心汤水煎犹嫌不够,更取"去滓再煎",其用意在使寒、热药性和合,更好地发挥调和之用;附子泻心汤煎、渍并用,意在寒、热异其性,药虽同行,各司其职。

35. 半夏泻心汤、生姜泻心汤及甘草泻心汤证鉴别

三方均以半夏泻心汤为基础方。在所治证病机、主证、治法上存在异同。共同点:病机均是中虚热结,胃气壅滞;主证均见心下痞、恶心、呕吐、下利、肠鸣,均治以辛开苦泄、甘温益气,均用去滓再煎法。不同点是生姜泻心汤证兼有水气内停,故需温散水气;甘草泻心汤证胃气重虚,故需重用甘温补益。

36. 旋覆代赭汤应用注意事项

旋覆代赭汤证脾胃本虚,故在用金石之剂时,宜小量(代赭石仅用一两)以投,以防金石类碍胃,贯穿了其顾护脾胃的思想。

37. 水痞证的概念以及证治特点

因水蓄下焦,水气上逆,气机闭塞所致的心下痞称为"水痞"。其辨证要点为:心下痞满,烦渴,小便不利,口干舌燥,舌淡苔白,脉浮数。治以五苓散化气行水,使小便通,气机行,则痞自消。

38. "上热下寒证"中"上""下"的内涵

"上"指胸中,实包括胃脘、胸膈;"下"虽指胃中,实指偏于下的部位,如脾肠。

39. 黄连汤证与栀子干姜汤证的鉴别

两者病机同为上热下寒,但病位稍异,轻重有别,症状各有特点。黄连汤证病位涉及胸膈、脾肠,胸胃有热而气逆,所以欲呕吐,肠中有寒而气滞,则见腹中痛,因此,"腹中痛,欲呕吐"为其审证要点;栀子干姜汤证病位涉及胸、脾,热邪郁扰胸膈,故见身热不去,微烦。脾肠有寒,则见腹痛、下利、食少等证,心烦、下利为其审证要点。

40. 太阳病篇中导致心下痞或痞硬证候类型及汤证包括哪些

太阳篇涉及内容较多,其证候类型有虚、实证及虚实兼夹等不同。包括如下三方面:

虚证:桂枝人参汤证。

实证:大黄黄连泻心汤证、十枣汤证等。

虚实兼夹证:附子泻心汤证、半夏泻心汤证、生姜泻心汤证、甘草泻心汤证、旋覆代赭汤证、五苓散证等。

41. 词语解释

(1) 坏病:即变证。指因误治(或不因误治自然转属)而病情发生变化,已无六经典型证候特征表现者。

（2）奔豚：证候名。豚即猪。奔豚即以猪的奔跑状态来形容患者自觉有气从少腹上冲胸咽之证，该证时发时止，发时痛苦异常。

（3）协热而利：热，此处指表证而见的发热症状。协热而热，即挟表证发热的下利。

（4）胃中有邪气：此处指腹中有寒邪。

（5）消渴：指口渴而饮水不解的症状，非病名。

（6）水逆：是水邪停蓄于膀胱，气不化津，以致口渴引饮、饮入即吐的一种症状，是蓄水重证的表现。

（7）热结膀胱：膀胱在此代指下焦部位，包括膀胱、小肠、胞宫等。热结膀胱，为邪热与瘀血结于下焦部位所致的病证。

（8）结胸：证候名。指有形痰水结于胸膈，以胸脘部硬满疼痛为主症的一种病证。

（9）藏结：证候名。藏亦作脏。指由脏气虚衰，阴寒凝结，气血阻滞而形成的病证。

（10）日晡所：指申时前后，即下午 3～5 时左右。

（11）柔痉：痉，读作"至"zhi，当为痉，证候名。痉病的主要表现为颈项强直，甚至角弓反张。其中汗出者名柔痉，无汗者名刚痉。

（12）痞证：证候名，以心下痞塞不舒，按之柔软不痛为主要症状的一类病证。

（13）麻沸汤：滚开的水，即开水。

【思考题】

1. 如何理解"观其脉证，知犯何逆，随证治之"？它体现了什么精神

变证十分复杂，证候多端，性质各异，所变何证难以预料，所用何法何方，亦无成规。必须四诊合参、全面收集病情资料，才能准确地判断病情，掌握病机，在具体分析基础上，提出切合实际的治疗原则。

"观其脉证，知犯何逆，随证治之"是《伤寒论》针对太阳病坏病（变证）提出的治疗原则。"观其脉证"指脉证并举，四诊合参，全面收集了解患者的临床资料；"知犯何逆"，是在"观其脉证"基础上，找出疾病的症结所在，由何种原因导致了变证，以及变证的病位、性质及病势从而做到见病知源；"随证治之"，是针对疾病的病因病机及其发展的阶段，予以相应治疗。

"观其脉证，知犯何逆，随证治之"，虽然是针对太阳病坏病（变证）提出的治疗原则，这一治则不仅适用于太阳病变证，对其他五经病变证乃至临床各科疾病辨治皆有指导意义，因为这12个字蕴含了动态观察病情、灵活处方用药的辨证论治思想，体现了中医学辨证论治的精神，对一切疾病辨治具有普遍指导意义。

2.《伤寒论》表里同病下利有哪些证型？其证治如何

（1）风寒表邪内迫阳明下利：太阳病表证不解，寒邪内迫阳明，大肠传导失常、津液下趋而下利。临床以恶寒发热，头痛项强，无汗，下利水粪混杂，脉浮而紧为辨证要点。治疗用葛根汤发汗解表散邪，升津止利，使表解里自和，亦称为"逆流挽舟"。

（2）表里皆热下利：表证未解而误下，邪气化热，邪热下迫肠道，致大肠传导失职而下利。临床以利下稀黄臭秽，暴注下迫，肛门灼热，小便短赤，喘而汗出，发热，舌红苔黄，脉急促或数等为辨证要点。表里皆热，且以里热为主。药用葛根芩连汤清热止利，兼以解表。

（3）表里皆寒下利：太阳病表证，而屡用攻下之法，损伤脾阳，失于健运，升降失职，以致里虚寒挟表证发热下利。临床以下利不止，大便稀溏，口淡不渴，心下痞硬，恶寒发热，舌淡苔白，脉缓弱为辨证要点。此属太阴阳虚兼表寒之下利，但以太阴虚寒为主。治用桂枝人参汤，温中祛寒止利，兼解表邪。

（4）阳衰兼表证下利：少阴阳衰而表里皆寒下利者，如第91条。临床见下利清谷不止，手足厥逆而身疼痛者，则须先用四逆汤回阳救逆、温里止利；待里阳恢复，下利停止后，再予桂枝汤解其表。

（5）少阳邪热内迫下利：本证偏重于少阳，为少阳邪热内迫阳明，逼液下趋，使肠道传导失司而下利。临床以下利黏滞不爽，肛门灼热，腹中挛急疼痛，或利下赤白，里急后重，发热，口苦，脉弦数为辨证要点。此属里热下利，治用黄芩汤，清热坚阴止利，和中缓急。在此证基础上若伴见呕吐，则是少阳郁火犯胃，胃失和降所致，可用黄芩汤加半夏、生姜治之。

3.《伤寒论》中论及的阴阳两虚证较多，如何正确把握其辨治方法

《伤寒论》对阴阳两虚证的诊治，充分体现了仲景"观其脉证，知犯何逆，随证治之"的治疗思想。以固正气为本，平调阴阳，随证而立，不拘一法，对临床治疗有着极其重要的指导意义。

（1）先温中复阳，后酸甘复阴："伤寒，脉浮，自汗出，小便数，心烦，微恶寒，脚挛急，反与桂枝欲攻其表，此误也，得之便厥，咽中干，烦躁吐逆者，作甘草干姜汤与之，以复其阳；若厥愈足温者，更作芍药甘草汤与之，其脚即伸；若胃气不和，谵语者，少与调胃承气汤；若重发汗，复加烧针者，四逆汤主之。"（第29条）

"问曰：证象阳旦，按法治之而增剧，逆厥，咽中干，两胫拘急而谵语。师曰：言夜半手足当温，两脚当伸，后如师言。何以知此？答曰：寸口脉浮而大，浮则为风,大则为虚,风则生微热,虚则两胫挛。病证象桂枝,因加附子参其间,增桂令汗出,附子温经,亡阳故也。厥逆咽中干,烦躁,阳明内结,谵语,烦乱,更饮甘草干姜汤。夜半阳气还,两足当热,胫尚微拘急,重与芍药甘草汤,尔乃胫伸,以承气汤微溏,则止其谵语,故知病可愈。"(第30条)

两条可互参理解。综观之,初始之证本属太阳中风兼阴阳两虚之证,理应扶阳解表为主,反用桂枝汤发汗解表,是犯虚虚之戒,证属误治,必导致阴阳更虚,而变证蜂起。

阳虚不能温煦四末,则手足厥冷;阴液不能上滋,则咽中发干;心神失于濡养,则生烦躁;阴寒犯胃,胃气不和,故见呕逆。阴阳并虚,证候错综复杂,治当分标本缓急。从先投甘草干姜汤以复其阳来看,本证应属阳虚为急。何以知之?"吐逆"一证应是治则确立的着眼点。胃阳不足而见吐逆,其受纳腐熟之力本已下降,若再投阴柔之剂,岂非"雪上加霜"!胃阳不足时妄用阴柔不仅达不到补阴效用,更可致胃之纳运更弱,因此,值此之时,急当温助胃阳,俾阳复胃降而利于补虚药物的纳运,同时亦为进一步运用养阴血药奠定基础。待阳气得复脚温之后,再予芍药甘草汤,酸甘化阴,滋阴养血,使筋脉得以濡润,挛急得以缓解,小腿即可自由伸展。先后之治若斯,堪赖效法。

(2) 扶阳益阴:"发汗,病不解,反恶寒者,虚故也。芍药甘草附子汤主之。"(第 68 条)从条文看,可知原为太阳病表证,表证当有恶寒,汗后表解,则恶寒当罢。今汗后恶寒不仅未除,反而加重,仲景认为是"虚故也"。此虚若以方测证,当为汗后阴阳两虚。阳虚不能温煦肌表,故恶寒反剧;阴虚筋脉失于濡养,则见小腿挛急;阳虚鼓动无力,阴虚脉道失充,阴阳两虚,脉见微细,治当扶阳益阴,用芍药甘草附子汤。本方为芍药甘草汤加附子而成,芍药滋养营阴;甘草和中缓急;芍药、甘草酸甘化阴,以养营血。附子辛热,温经复阳,附子与甘草相伍,辛甘合化阳气。三药合用,共奏阴阳双补之功。

与上两条相比,本条虽亦属阴阳两虚,甚至补阴皆用芍药甘草汤,但温阳养阴却先后各异,本条所述阴阳两虚证之所以采用阴阳两补的方法,同样缘于其无"吐逆"之胃阳虚,故养阴温阳可一并合用。

(3) 回阳益阴:"下之后,复发汗,必振寒,脉微细,所以然者,以内外俱虚故也。"(第 60 条)

"发汗,若下之,病仍不解,烦躁者,茯苓四逆汤主之。"(第 69 条)

第 60 条是因误用下法后复用发汗,第 69 条是太阳病误汗伤阳,又误下伤阴,都属于攻邪伤正引起的变证,属阴阳两虚证,治疗本证必须阴阳兼顾。前者症见畏寒战栗,脉微为阳虚失于温煦所致;脉细,为阴血亏少,脉道不充,张璐云:"虽不出方,其用附子回阳,人参益阴,已有成法,不必赘也。"后者以方测证,当以阳虚烦躁为主,故方用干姜、生附子回阳救逆;人参益气生津,安精神,定魂魄;茯苓健脾,宁心安神;姜附与人参配伍,回阳之中有益阴之效,益阴之中有助阳之功。阳虚阴液不继或亡阳液脱者,多用此法。

(4)通阳复脉,滋阴养血:"伤寒,脉结代,心动悸,炙甘草汤主之。"(第177条)本证以心之阴阳气血俱虚,而心失所养,心阳不振而动悸不安;气血虚衰运行无力,脉道不充,而脉现结代。故《医宗金鉴》云:"此时虽有伤寒之表未罢,亦在所不顾,总以补中生血复脉为急,通行营卫为主也。"故以炙甘草汤滋养心脾气血而复脉。本方以炙甘草配以人参、大枣补中气,充血脉,以为复脉之本,用生地黄、麦冬、阿胶、麻仁润燥补血,养心血,滋心阴,以为充脉之源。同时,用姜、桂、清酒辛温通阳,助血通行。全方滋阴养血,通阳复脉,而使气血充足,阴阳调和,其脉得复,而心悸自安。

综上所述,仲景对阴阳两虚证的辨证原则就是随证救逆。在治疗上不拘泥于单一因素和局部,而是综合考虑,注重整体调节。

第四节 太阳病疑似证

【重点直达】

一、太阳病与疑似证的鉴别要点

二、饮停胸胁证、胸膈痰实证、阴阳两虚兼水停证
　　证治

【释难解疑】

桂枝去桂枝加茯苓白术汤证辨治

　　证见小便不利,心下满微痛,翕翕发热,无汗,头项强痛。虽见翕翕发热、头项强痛、无汗颇似太阳病,但未见恶寒,故非太阳病。心下满微痛、小便不利反映了脾虚水饮内停之机。

　　治以健脾利水,兼以养阴;方用桂枝去桂枝加茯苓白术汤。

第二章 ○ 辨阳明病脉证并治

第一节　阳明病纲要

【重点直达】

一、阳明病提纲证

（一）胃家实含义

（二）提纲证代表性

二、阳明病外证

（一）外证的内涵与属性

（二）阳明病初起恶寒的特征及机制

【释难解疑】

1. 关于"胃家实"

"胃家"非单独指胃，实包括大肠、小肠在内；"实"非仅指燥屎等实邪结于内，是"邪气盛则实"的"实"义。阳明为多气多血之经,病至阳明,正邪交争剧烈,因见邪实有余之证。

以"胃家实"作为阳明病的诊断纲要,是为了更好地包容阳明病的病理类型,然而即便如此,仍遗漏了该病证属虚寒的一面,因此,以"胃家实"作提纲仍有其局限性,值得注意。

2. 阳明病外证为何? 病变初起见恶寒原因怎样? 与太阳病恶寒如何区分?

所谓"阳明病外证"是阳明病表现于外的证候表现,仲景将其描述为:身热,汗自出,不恶寒,反恶热。其病机是里热亢盛,充斥内外,迫津外出。

阳明病表现于外的证候以身热、不恶寒为特征,但阳明病绝非尽然如此,病之初起亦可见恶寒、不发热等变异之证。究其机制,是因邪初入阳明时,阳气郁而不伸,正气尚未与邪抗争,经气不利,故反见"恶寒"之候。

阳明病初起的"恶寒"表现,貌似太阳表证,实际迥然有别。阳明病恶寒多见于病之初,时间短暂,很快自罢,继而出现不恶寒、反恶热的状态;太阳病恶寒,时间较长,程度较重,常伴见肌表的一系列症状与体征,两者不难区别。

3. 词语解释

(1)胃家实:是对阳明热证、实证病机的高度概括,即津伤燥化,阳明热实。

（2）脾约：指因脾阴虚,脾运受约,加之胃热阴亏肠燥导致的以大便秘结为主症的病证。

【思考题】

何谓阳明病？阳明病来路有哪些

阳明病是疾病演变过程中,波及阳明所属经络脏腑的病理。阳明乃多气多血之经,故阳明病多属里、热、实证,但亦有虚寒证。

阳明病实证的来路有两个方面:一是由它经传来。例如太阳病失治或误治,伤津化燥而转属阳明,即所谓"太阳阳明"者;或少阳病失治、误治,伤津化燥而转成阳明病,即所谓"少阳阳明"者;或三阴病寒证,过用温燥阳药,阳复太过,或少阴热化证伤津化燥皆可转属阳明。二是阳明本经自病。素体阳盛,或兼宿食内停,外邪可直犯阳明而发病,即所谓"正阳阳明"者。

第二节　阳明病本证

【重点直达】

一、阳明病热证

（一）栀子豉汤证

　　1. 阳明胃热郁滞证特征

2. 与热郁胸膈证的关联

（二）白虎汤证

1. "四大证"的正误辨识

2. "腹满、身重"的机制

（三）白虎加人参汤证

1. 证候特征

2. "时时恶风""背恶寒"的机制

3. 与白虎汤证的鉴别

（四）猪苓汤证

1. 里热、阴虚、水停的病机重心

2. 与五苓散证证治异同的比较

二、阳明病实证

（一）腑实证已成的诊断

（二）三承气汤证证候特征及其相互鉴别

（三）阳明三急下证

（四）脾约证特征及证治

三、阳明病虚寒证

（一）阳明中风、中寒证诊断及鉴别

（二）阳明中寒证证治

【释难解疑】

1. 阳明病篇、太阳病篇栀子豉汤证本质有无差异

（1）从病证范围而言，阳明病篇的栀子豉汤证热在阳明胃之局部，不似太阳病篇热扰胸膈证病位相对广泛。因此，太阳病热扰胸膈证应包括了阳明病胃热留扰气滞证。

（2）从症状学角度分析，太阳病篇的热扰胸膈证既有心中结痛、心中懊侬等胃热气滞的表现，更有烦热、胸中窒等其他部位的邪热郁滞，病变部位不限于胃腑。

2. 对阳明里热充斥于内的"腹满""身重"的鉴别

"腹满，身重"尚可见于湿困机体、气机阻滞腹中之证，两者区分不难。就阳明里热充斥内外而言，证由热阻腹中气机及经络中气血，属阳热实证范畴，除腹满、身重外，更可见发热、口渴、自汗出、舌红苔黄、脉浮滑等热邪充斥之象；湿困机体的腹满、身重，多因湿困脾胃气机，致脾胃运化不力，腹中气机不通，且因湿困肌肉、筋骨而有重着之感，该证缘于湿邪，病性属阴，常伴有纳呆、口中淡而无味、舌胖苔腻、脉濡等候。

3. 白虎汤证辨证要点有哪些

该证主要见发热、汗出、口渴、脉浮滑等候。热壅气机太甚可见腹满、身重、口不仁、面垢、谵语、遗尿等症状，随证情轻重而有区分。

白虎汤证辨证要点，过去多以"大热、大渴、大汗出、脉洪大"所谓的"四大证"概之，从仲景原文分析，其实绝非如此！这一说法实际上有将白虎加人参汤证证候张冠李戴给白虎汤证之嫌。

4. 如何正确理解白虎加人参汤证中的"背微恶寒""时时恶风"

白虎加人参汤证表现出的"背微恶寒""时时恶风"看似与太阳中风表虚证相类，实则两者迥异。白虎加人参汤证因热盛，津气外泄，肌腠疏松，不能外固，难防风自外侵，故"时时恶风"，阳气外泄，不能固密、温煦，故背微恶寒，该证因与里热炽盛证并见，故不难与太阳中风证相区分。

5. 如何区分白虎汤证与白虎加人参汤证

两证均可见发热、汗出、口渴、心烦等症。病机均为无形邪热亢盛，充斥表里。治法均取辛寒清热。其中白虎汤证以里热郁结、气机阻滞所致肢厥、滑脉为特征，白虎加人参汤证更兼气津两伤，故证见舌上干燥、口渴甚、时时恶风、背微恶寒、脉洪大等候，治疗时宜兼益气生津，方用白虎汤加人参。

6. 如何正确分辨白虎加人参汤证、猪苓汤证中出现的"渴欲饮水"

白虎加人参汤证见渴欲饮水，多伴有大热，汗出多，舌上干燥，时时恶风，背微恶寒，脉洪大等症，其病机是里热炽盛，气津两伤。猪苓汤证见渴欲饮水，多伴有发热,小便不利,脉浮,或有下利,心烦不得眠等症,其病机是水气内停,里热阴伤。

7. 如何正确区分猪苓汤证和五苓散证

猪苓汤证和五苓散证均可见发热、脉浮、口渴、小便不利、下利、呕等症,两汤证均有水气内停的病理,均以猪苓、茯苓、泽泻以淡渗利水。然猪苓汤证为里有热,兼有阴伤,故其证常伴心烦不得眠、舌红苔黄等症,方中用滑石、阿胶两味一则清热,一则养阴;五苓散证为脾阳虚而生寒,故其证往往口不渴,或虽消渴但喜热饮,亦可见水入则吐,常伴恶寒、舌淡胖苔白腻滑等象,方中用白术、桂枝,以温振脾阳,运化水湿。

8. 如何正确区分三承气汤证

三承气汤证过去多以"痞、满、燥、实、坚"见证不同分而概之,即:"痞、满"为主者用小承气汤,"燥、实"为主者用调胃承气汤,"痞、满、燥、实、坚"俱备者用大承气汤,看似井然有序,易于掌握,实则相当机械,有违仲师原旨。

仔细分析仲景原文不难得知,三证区分主要在热之轻重及腑结的浅深上。概言之,小承气汤证热轻而结深,故证见微烦、潮热、不大便,舌虽红但苔见微黄或黄白相间;调胃承气汤证热虽重但腑结轻浅,因见蒸蒸发热等热势外腾之象,与大、小承气汤证腑结深在而见潮热不大便不可同日而语,因其热盛,壅滞气机,故见心烦、腹胀满、口渴、舌红苔黄等症;大承气汤证不仅热邪盛极,更因腑结深重,因见发热、心烦殊甚、大便不通或热结旁流、腹部满痛或绕脐痛、口渴舌红,苔黄焦甚则灰黑等热盛腑结之象。

9. 大承气汤证与大陷胸汤证皆可见"潮热,不大便",如何鉴别

大承气汤证病位在阳明胃、肠,病性为热邪与燥屎相结,除潮热、不大便外,常见腹满不减、减不足言、腹痛、绕脐痛等症。大陷胸汤证病位在胸膈上下,证情殊重时,病位可延及少腹部位,病性为痰水与热相搏结,因热与痰水相结后亦可影响到阳明大肠,因而亦见潮热、不大便等,但由于痰水与热相结不仅在肠,因而常伴见从心下至少腹硬满疼痛不可近等病位弥漫表现。

10. 阳明三急下证本质是什么? 急下的原因是什么? 意义如何

据仲景条文,阳明病证见"目中不了了,睛不和",或"大便难",或"发热汗多"时,需用急下法,这便是著名的"阳明三急下证"。

过去对阳明三急下证的认识,多从"急下存阴"角度去加以解读,但对为何要急下、急下如何能够存阴等内容阐释多语焉未详。就阳明三急下具体内容分析,三急

下其实针对的状况是有所不同的,"目中不了了,睛不和"已然阴液损伤,急下是为防止阳明燥热更烁其阴液而设,体现得更多的是"已病防变"的思想;"大便难"及"发热汗多"时用急下,似乎理由不够充分,因此时阴液耗烁尚不为重,急下之法似有缓行之理,何以仲景仍径用攻下,甚至急下? 实际上两处急下皆是想通过泄热,以防体内阴液遭燥热之邪的损伤,因而更具"未病先防"之意。

11. 麻子仁丸证与小承气汤证的临床表现有什么异同

麻子仁丸证与小承气汤证的临床表现均有不大便的主症,但小承气汤证还有谵语、潮热、腹满、脉滑而疾等脉证;麻子仁丸证除不大便外,更有趺阳脉浮涩、小便频数等脾阴不足,运化受约的表现。

12. 大承气汤证见"大便乍难乍易,喘冒不能卧"等症的病机及临床指导意义

大承气汤证见"大便乍难乍易",其"乍难"是真,"乍易"是假,"乍易"乃热结旁流之象,多伴有大便虽下而量少不爽、腹胀满痛、拒按等症,此属热结旁流,肠胃邪热结聚不下是病之关键。因肺与大肠相表里,故肠有邪结,腑气不通,导致肺气上逆,宣肃失司,而见喘冒不能卧。本病当从肠治,腑病得除,脏病自愈。

13. 大承气汤证见腹满的特征及其与虚寒性腹满的辨证鉴别要点

大承气汤证见腹满症，其特征为：腹满持续不减，并伴疼痛拒按、潮热、心烦，甚则讝语、大便秘结、舌红苔黄燥、脉实等症，攻下后腹满等诸症缓解。虚寒性腹满的特征为：腹满时减，复如故，并见腹隐痛，喜温喜按，用攻下法症情不减反增。有虚实之异，当注意分辨：

$$腹满\begin{cases} 不减，减不足言 \longrightarrow 邪实壅滞 \longrightarrow 实证 \\ 时减，复如故 \longrightarrow 中虚不运 \longrightarrow 虚证 \end{cases}$$

14. 阳明病出现哪些症状不可攻？其机制是什么？

阳明病若呕吐明显不可攻下，因呕吐频仍一是反映邪有向上向外之机，二是较多兼有少阳，妄用攻下，或逆病热，或引少阳之热内陷，易致变证丛生。

阳明病，出现心下硬满者亦不可攻下，表现为只是心下硬满而不痛，且无腹部见症，说明病位偏上，由无形邪热聚结，气机受阻不行所致。由于尚未入腑成实，故不可攻。阳明胃热盛，面部通红，亦不可下，究其原因，面部通红是无形邪热郁于阳明经表所致，尚未成腑实，故不可攻。

此外，阳明病兼发热恶寒等表证不解时禁用攻下，当先治其表，若误下则表邪内陷而证情更形复杂难治。

阳明病表现为"不能食"等胃中虚冷的亦不可攻下，

因攻下每多不远寒,虚寒之证误用下法,常可令阳气更伤,虚寒之证更重。

15. 词语解释

(1)口不仁:指口中感觉失常,食不知味,语言不利。

(2)蒸蒸发热:形容发热从内达外,如蒸笼中热气蒸腾之状。

(3)目中不了了:视物不清。

(4)法醋:按官府法定标准酿造的食用米醋。

【思考题】

阳明腑实证燥屎已成的辨证要点有哪些

燥屎内结是阳明腑实证的基本病机。故燥屎是否已成是辨别阳明腑实证的重要依据。概括《伤寒论》有关内容,张仲景主要从以下方面来辨之:

(1)日晡潮热:日晡所发潮热是阳明腑实证的典型热型。提示邪热入里,与肠中宿食糟粕搏结,燥屎已成,即可应用承气汤攻下。例如第104条云:"潮热者实也;"第208条曰:"有潮热者……可攻里也……其热不潮,未可与承气汤。"第212条"不大便五六日,上至十余日,日晡所发潮热……大承气汤主之。"

(2)谵语:谵语是患者神志不清时的语言错乱,表现为语无伦次,胡言乱语,声高气粗。多由燥屎内结,腑气不通,浊热扰心所致,故第 210 条曰:"实则谵语。"张仲景往往将谵语作为燥屎已成的标志之一,作为应用承气汤攻下的依据。例如第 213 条"大便必鞕,鞕则谵语";217条"谵语者,以有燥屎在胃中……下之愈,宜大承气汤。"第212 条"不大便五六日,上至十余日,日晡所发潮热,不恶寒,独语如见鬼状……但发谵语者,大承气汤主之。"

(3) 手足濈然汗出:"汗自出"是阳明热证、实证的共同外证。然而在阳明热证时,由于邪热炽盛于内外,故表现为全身汗出;阳明腑实证时,由于邪热与糟粕搏结,且津伤化燥,汗源匮乏,故仅见"手足濈濈汗出"(第220 条)。张仲景将手足濈然汗出作为阳明燥屎已成及可以应用承气汤攻下的标志。第 208 条"手足濈然汗出者,此大便已鞕也,大承气汤主之"。

(4) 腹满硬痛不减:燥屎内结,腑气不通,浊热内壅是阳明腑实的基本病机。故腹大满、腹满硬痛、绕脐痛则是阳明腑实的腹部征象。其燥屎不去,腑气未通,则腹满难以减轻。因此,张仲景亦把"腹满不减,减不足言"作为阳明腑实已成的辨证要点。例如第 255 条"腹满不减,减不足言,当下之,宜大承气汤。"

(5) 不能食:胃主受纳水谷,大肠主传导糟粕。阳明胃肠的功能以通降下行为顺,大肠通降传导正常,胃则受纳能食。阳明腑实证时,由于肠中燥屎阻滞,肠腑不通，胃气壅塞而受纳无权故不能食。张仲景将不能食作为阳明燥屎已成的标志。如第 215 条"阳明病，谵语，有潮热，反不能食者，胃中必有燥屎五六枚也……宜大承气汤下之。"

（6）小便利、数：在《伤寒论》中，把小便利、数亦作为燥屎已成的辨证要点。如第 105 条"若小便利者，大便当鞕"；第 250 条"小便数，大便因鞕者，与小承气汤和之愈"；第 251 条"若不大便六七日……须小便利，屎定鞕，乃可攻之，宜大承气汤"。盖在阳明腑实证时，燥热邪气逼迫津液偏渗膀胱，胃肠津液竭乏则燥结，大便自然结硬，此时方可应用承气汤攻下。

日晡潮热、谵语、手足濈然汗出、腹满硬痛不减、不能食、小便利与数等仅是阳明腑实证燥屎已成的几个主要辨证要点，临床上还要综合考虑。例如阳明病热证、腑实证皆可见谵语；"不能食"，以谵语、潮热、腹满痛、不大便等为前提，并非所有不能食，都属阳明腑实证。

第三节　阳明病变证

【重点直达】

一、发黄证

（一）发黄证病位

【释难解疑】

1. 湿热发黄证的鉴别

　　茵陈蒿汤证、栀子柏皮汤证与麻黄连轺赤小豆汤证，均是湿热发黄，均以身黄如橘子色、目黄、小便不利且色黄为主要临床表现。但茵陈蒿汤证湿热较重，兼腑气壅滞，证见发热甚而腹满，不大便；栀子柏皮汤证热重湿轻；麻黄连轺赤小豆汤证是湿热内蕴，郁遏肌表，故有发热、恶寒、无汗、身痒等症。三方均取清利湿热为退黄要法,但茵陈蒿汤清利之功较强,并兼通腑泄热;栀子柏皮汤清利之功较弱,以清热见长;麻黄连轺赤小豆汤清利之功最弱,但兼有宣散肌表郁遏之邪的功效。

2. 湿热发黄证与寒湿发黄证的鉴别

湿热发黄与寒湿发黄均有目黄、身黄、小便黄等,但湿热发黄表现为黄色鲜明,为热实证,证见发热、口渴、腹满、便秘、舌红苔黄腻、脉滑数或弦滑数等;寒湿发黄表现为黄色晦暗,为虚寒证,证见腹满时减、不能食、食后胀、时欲吐、舌淡苔白腻、脉迟弱等。两者均以湿邪内蕴为病机关键,利湿祛邪为首要。湿热发黄可辅以清热泻实;寒湿发黄可辅以温胃散寒。两者均可兼用疏肝利胆,以提高疗效。

3. 阳明蓄血证与太阳蓄血证的鉴别

太阳蓄血证与阳明蓄血证均为热与瘀血相结的病证。前证为热邪与血结于下焦,以致出现少腹急结或硬满,小便自利,如狂或发狂。阳明蓄血证,为邪热与瘀血相结于胃、肠所致,瘀热内阻,阻碍心脉,心失所养,故见健忘;热与瘀血积于肠中,大便虽硬而易出,其色发黑。太阳蓄血多为"新瘀",而阳明蓄血为"本有久瘀血",也即内有"宿瘀"。两者成因和临床表现虽有差异,但病机均为邪热与瘀血相结,故治疗均用抵当汤。

4. 词语解释

（1）潦水：潦，读作僚（liáo）。潦水指地面流动的雨水。

（2）谷疸：疸通疸。黄疸病之一种。因水谷湿邪郁滞而导致的黄疸。根据其性质有湿热与寒湿的区分，此处概指后者，即寒湿黄疸。

（3）畜血："畜"与"蓄"同。指瘀血停留。

（4）消谷喜饥：消谷，消化谷物；喜饥，容易饥饿。指消化功能亢进而容易饥饿。

（5）郑声：语言重复，声音低微，见于虚证。

第三章 ◎ 辨少阳病脉证并治

第一节　少阳病纲要

【重点直达】

一、诊断要点

二、与痰食阻滞证的鉴别

三、与太阳、阳明病见头痛发热的鉴别

四、少阳病治疗禁忌

【释难解疑】

1. 少阳病提纲的意义

少阳病提纲条文,重点揭示了少阳胆火内郁为病的主要病证表现。即足少阳胆,主枢机而寓相火,其经脉起于目锐眦,与肝经互为表里。邪犯少阳,枢机不利,胆火上炎则口苦,灼伤津液则咽干,郁热相火循经上扰,则头目昏眩。

值得注意的是,口苦、咽干、目眩三症虽然充分反映了少阳病胆火上炎,灼伤津液,火气为病的特点,用以作为少阳病的辨证提纲,但并没有概括少阳病的所有类型,故临证时,见此三症,可以作为病在少阳的判断依据,但不是唯一依据。具体论治少阳之病尚须结合其他临床表现,进一步确定其汤证类型。如结合第 96 条所述之往来寒热、胸胁苦满、默默不欲饮食、心烦喜呕等,可以确定为柴胡汤证等。

2. 少阳病证与痰食阻滞证的鉴别

两证皆可见胸满、烦躁,但前者是少阳胆枢机不利,气机郁滞,升发无力所导致,伴见口苦、咽干、目眩、舌边尖红、脉弦等;后者为痰食阻滞胸中所致,常伴见嗳出酸腐食臭、舌苔厚腻、脉弦滑等。

3. 三阳病头痛发热的鉴别与治法

三阳经病皆有头痛发热。太阳病头痛连及项背,伴见发热恶寒、脉浮等,病在太阳之表,治宜汗解;阳明病头痛多在前额,但发热,无恶寒、脉大,病在阳明之里,治宜清泻阳明;少阳病头痛位居两侧(两颞)为主,常伴往来寒热、脉弦等,病在少阳,治宜和解少阳。

4. 名词解释

两耳无所闻:即指耳聋。

【思考题】

1. "少阳为枢"的内涵

《内经》言:太阳为开,阳明为阖,少阳为枢。即三阳经的离合,太阳主表,敷布阳气以卫于外,故为开;阳明主里,受纳阳气以支援内脏,故为阖;少阳居于半表半里之间,转枢内外,故为枢,这三经开阖枢的作用,是相互为用,调合统一而不能相失。所以少阳为枢,居半表半里之位,为人身阴阳气机升降出入开阖的枢纽。

此外,对"少阳为枢"的理解,还有其他方面意义,如三焦为躯体之内、五脏六腑之外一身之大腑,相较于在外之躯体与在内的五脏六腑,三焦位于两者之间,有如门户之枢机,而三焦为少阳手经,故亦属"少阳为枢"的范畴。

2. 三阳病的热型各是什么?试述其产生机制

《伤寒论》第 11 条云:"病有发热恶寒者,发于阳也。"故六经病证中,三阳病以发热为主要表现。然而因其病位、病理不同,临床热型亦不相同。分述如下:

(1)太阳病热型为发热恶寒并见。太阳之经阳气旺盛,居六经之首,统摄营卫而主一身之表。太阳受邪,风寒外袭,一方面正气奋起达表以抗邪,故发热;另一方面卫阳被风寒郁遏,不能发挥温分肉之职能,则恶风寒。因此,发热恶风寒并见是太阳病的基本热型。

（2）阳明病热型为但热不寒。阳明为多气多血之经，阳气最盛，抗邪之力最强，阳明病为邪盛正实，表里俱热的里热实证。因其里热亢盛，蒸腾于内外，故以"身热，汗自出，不恶寒，反恶热"为外证，"但热不寒"就是阳明病的典型热型。

（3）少阳病热型为寒热往来。少阳为枢，居半表半里之位。邪犯少阳，正邪分争于半表半里之间，正胜则发热，邪胜则恶寒，正邪互有胜负，故恶寒发热交替出现是少阳病的典型热型。

第二节　少阳病本证

【重点直达】

一、足少阳胆经病证

（一）小柴胡汤证

1. 小柴胡汤证典型证

2. 小柴胡汤非典型证

3. "但见一证便是"的实际意义

4. 服小柴胡汤后"战汗""便通"的机转

5. 小柴胡汤证禁例

（二）黄芩汤证

黄芩汤证"下利"的机制

二、手少阳三焦经病证

（一）柴胡桂枝干姜汤证

柴胡桂枝干姜汤证"头汗出"的机制

（二）柴胡加龙骨牡蛎汤证

对柴胡加龙骨牡蛎汤证"身重"的理解

【释难解疑】

1. 如何理解"有柴胡证，但见一证便是，不必悉具"？

所谓一证，应为属于柴胡证的一证，包括口苦、咽干、目眩、往来寒热、胸胁苦满、默默不欲饮食、心烦喜呕等；不必悉具，意指少阳病临床表现并非固定不变，临床表现亦未必尽皆出现。"一证"应当与"不必悉具"两相对照理解，不要机械地认为一个症状，可以是两个，也可以是 3 个，只要其部分症状已能反映出少阳病病变特点，便可使用小柴胡汤。临证之时，宜察证审因，详加辨析，虽见部分主症，如能足以反映少阳枢机不利、胆火上炎的病机特点，即可确认为少阳病，应用和解之法，投以小柴胡汤治疗。

这段文字不仅揭示了灵活运用小柴胡汤的规则，对其他相关汤方的应用同样具有指导意义。

2. 服小柴胡汤后"汗出""便通"的机转

小柴胡汤既能通过透达少阳之邪使病解，亦有借助药后微汗而解者。如条文"与小柴胡汤,上焦得通,津液得下,胃气因和,身濈然汗出而解",少阳作为人身之枢机,主表里开阖,升降出入。邪犯少阳,则枢机不利,胃气失和,升降失司,三焦津液输布障碍,小柴胡汤能疏解透达,和解枢机,宣通气机,协调升降出入,使胃气调和,水谷之精布散而周行全身,受气于胃而身和汗出,胃通降正常,则大便自通。可见服小柴胡汤,不是由于其发汗,使得邪气去除,而在于气机调畅,间接产生汗出、便通的效果,因此不可视小柴胡汤为发汗剂、通下剂。

3.黄芩汤证与葛根芩连汤证的鉴别

二者病位都涉及大肠,以下利为主,但前者为胆热迫肠引起的下利,常伴随口苦、脉弦数;后者为热入阳明大肠,伴见喘而汗出。

4.词语解释

(1)往来寒热:指恶寒与发热交替出现。

(2)胸胁苦满:即患者苦于胸胁满闷不适。

(3)嘿嘿:嘿,读作"默"(mò)。嘿嘿即形容词嘿嘿然。指表情沉默、不欲言语之状。

(4)阳微结:轻度的"阳结"。"阳结"本指因热(阳邪)结于里而致的大便秘结,而热结程度轻的,叫做"阳微结"。

(5)纯阴结:纯粹的、完全的阴结。阴结本指因脾肾阳虚,阴寒凝结,温运无力所致的大便秘结,没有兼夹阳性病机的阴结,叫做"纯阴结"。

【思考题】
对少阳病小柴胡汤证虚实属性的正确认识

小柴胡汤出于《伤寒论》,方由柴胡、黄芩、人参、半夏、甘草、生姜、大枣等7味药组成。清·柯琴称其"为少阳枢机之剂,和解表里之总方也。"对其所主证的虚实属性历来是学术界一个颇具争议的问题。

由于小柴胡汤中有人参、大枣、甘草,3味同用,有甘温补养之力,因此,其所治之证应是虚证,或至少应是虚实兼夹;加之《伤寒论》第97条明确提及小柴胡汤证病理属性缘于"血弱气尽,腠理开,邪气因入",病证系邪气"与正气相搏,结于胁下"而致,因此,历史上众多医家以为小柴胡汤是治疗虚实兼夹病证的汤方。其实,这一结论看似合乎情理,实则有不当之处,理由如下:

首先,若小柴胡汤果真可用于治疗虚实兼夹之证,则据其用药(参、枣、草)的作用趋向,其虚应该是太阴脾气虚弱。若果如此,则针对《伤寒论》"伤寒,阳脉涩,阴脉弦,法当腹中急痛"条的治疗应该径用小柴胡汤治之即可,然据条文可知,仲景并未使用小柴胡汤,而是采用了先予小建中汤,再予小柴胡汤的分步骤治疗策略。由此可见,小柴胡汤是为治疗少阳胆热实证而设,不可用于虚实兼夹之证。

那么,何以《伤寒论》第97条又提出"血弱气尽,腠理开"呢?其实此处"血弱气尽,腠理开"所表述的含义应该与"邪之所凑,其气必虚"中"虚"字有着同样的含义,即它们都并非指正气不足的虚证,而是指正气相对不足、难以抗邪而言。

如前所述,既然小柴胡汤非为虚实夹杂证而设,那么,如何解释方中用参、枣、草这类温补之品呢?众所周知,少阳病为阳木之胆病,病程中极易伤犯脾胃,这是小柴胡汤证多兼有脾、胃升降功能异常的重要原因。正如《金匮要略·脏腑经络病脉证并治》所云"见肝之病,知肝传脾,当先实脾"一样,肝属阴木,其病最易犯脾;而胆为阳木,阳木受邪同样易乘犯脾、胃或下迫阳明大肠,因此,方中用参、枣、草3味,主要应是在于防止胆热之邪伤犯脾土,具有鲜明的"未病先防"或"已病防变"的治疗学特征。

其实,配用大枣、甘草等甘补之剂以防少阳胆热乘犯太阴、阳明的配伍理念还可从治疗少阳胆热证的另一张汤方——黄芩汤中窥见端倪,黄芩汤由黄芩、芍药、大枣、甘草组成,用治少阳胆热迫肠的热利,证属实热之证,然却用甘补之大枣、甘草,与小柴胡汤之配参、枣、草有异曲同功之妙。

因此,小柴胡汤绝非一张攻补兼施的汤方,所针对的病证亦非虚实兼夹证。

第三节 少阳病兼证

【重点直达】

一、兼太阳表证

二、兼阳明里证

（一）小柴胡汤证

（二）柴胡加芒硝汤证

（三）大柴胡汤证

（四）少阳阳明同病的治疗思路

三、兼太阴里虚证

先用小建中汤,再予小柴胡汤的道理

四、热入血室证

（一）诊断要点

（二）偏表、偏里的区分

【释难解疑】

1. 柴胡加芒硝汤证与大柴胡汤证的鉴别

（1）柴胡加芒硝汤证与大柴胡汤证的区别,大多从两证有无正气虚着眼,即柴胡加芒硝汤证正已虚,而大柴胡汤证正不虚,这一观念比较片面,对这一问题的根源在于只看到了小柴胡汤配用参、枣、草的现象,而不知其配伍意义。

(2)同为少阳、阳明同病,证治不同的原因与其证情偏少阳、阳明及阳明偏里结、偏燥热内蕴有关。柴胡加芒硝汤证病位偏于少阳,肠中蕴蓄无形燥热(从证起下后,知属结去热留之证),故以小柴胡汤为主和解少阳,仅加一味芒硝以清肠润燥;大柴胡汤证邪郁少阳伴阳明燥结较甚,故和解同时兼以攻下。

2. 大、小柴胡汤证的异同比较

两证皆以柴胡名方,在病机、证候、治法、用药诸方面皆有不同。辨析如下:

(1)共同点:大、小柴胡汤证皆有邪入少阳,枢机不利,正邪分争,胆火内郁的基本病机,临床都可见口苦、咽干、目眩、往来寒热、胸胁苦满、默默不欲饮食、心烦呕吐、脉弦等少阳病主症;治疗用柴胡、黄芩清解少阳之热,半夏、生姜、大枣和胃止呕。

(2)不同点:小柴胡汤是少阳胆热证主方,小柴胡汤证是少阳胆热内郁证的典型证候。"血弱气尽,腠理开,邪气因入,与正气相搏,结于胁下",是邪入少阳枢机,里热未盛之候,临床在前述少阳见证基础上,并见舌淡红苔白,脉弦细,治以和解少阳,扶正达邪,方加人参、炙甘草甘温益脾以顾护脾胃之气。大柴胡汤证是少阳阳明合病,临床除少阳证外,尚伴见呕不止、心中痞硬、心下急、腹满痛,不大便或热利,舌红苔黄,脉弦数等阳明腑实内结证,治疗除和解少阳外,不用人参、炙甘草之甘补,而用大黄、枳实以泄热祛实,通下阳明,加芍药以缓急止痛。

3. 大柴胡汤证与大陷胸汤证的鉴别

两者都有影响胸胁及阳明腑气不通的症状,但大陷胸汤证为热与水相结停积于胸胁,疼痛剧烈,以心下为中心,上可及胸,下可达腹,且伴热为水郁之无大热、头汗出等证;大柴胡汤证是少阳、阳明同病,多兼往来寒热的特征表现。

4. 热入血室辨治

(1)虽是热入血室,亦有热势轻重及血结浅深的区别,这是治疗方法不同的基础。

(2)热势轻、血结浅者用小柴胡汤,热势重、血结深者用刺期门法。

(3)与阳明病篇热入血室证相参,可加深对本证的理解。

5. 热入血室谵语与阳明热结谵语的鉴别

热入血室之谵语日轻夜重,阳明热结之谵语则甚于日晡,因气属阳而主日,血属阴而主夜,前者因病在血分,不在气分,故患者昼日神志较清,入暮则谵语妄言,如有所见。后者则病在气分,不在血分,故病于昼日阳明旺时加重。

6. 词语解释

（1）支节烦疼：即四肢关节烦疼。支,通肢。

（2）心下支结：即自觉心下有物支撑结聚之感。

（3）心下急：即胃脘部拘急不快或疼痛的感觉。心下,即剑突下胃脘处。

（4）血室：藏血之处,多指胞宫,即子宫。

（5）期门：肝经之募穴,在乳中线上,乳头下2寸,当第六肋间隙取之。

【思考题】

试比较柴胡剂所治之证的异同

柴胡剂所治之证包括小柴胡汤证、大柴胡汤证、柴胡加芒硝汤证、柴胡桂枝汤证、柴胡桂枝干姜汤证及柴胡加龙骨牡蛎汤证。上述诸证,病皆涉及少阳,故皆以柴胡为君,疏利枢机,小柴胡汤证为纯粹的少阳胆热内郁证,故治以清疏少阳胆热,和解枢机为主;柴胡桂枝汤证为邪犯少阳,兼有太阳表郁,为太阳少阳同病之证,治以和解少阳之中,兼解表邪;柴胡加芒硝汤证,为少阳胆热内郁,同时兼有阳明胃肠燥热之候,故治宜和解少阳之中,兼以轻泄胃肠中燥热;大柴胡汤证为邪犯少阳,兼阳明大肠热结里实之证,治以和解少阳之中,兼通肠腑燥实;柴胡桂枝干姜汤证为邪犯少阳三焦,致饮邪停积局部之证,治以和解少阳之中,兼温化水饮;柴胡加龙骨牡蛎汤证为邪犯少阳,痰热弥漫,壅塞三焦之证,治以和解少阳,疏利三焦,坠痰镇惊安神。

第四章 ○ 辨太阴病脉证并治

第一节　太阴病纲要

【重点直达】

太阴病提纲

（一）虚寒证的诊断要点

（二）腹满腹痛的鉴别

【释难解疑】

1. **太阴病虚寒证腹满腹痛与阳明腑实证腹满腹痛的鉴别**

　太阴病虚寒证见腹满、食不下、腹痛颇似阳明实证，当注意分别。

　太阴病腹满、腹痛，其腹胀满时减，腹痛喜温、喜按，同时伴寒性下利，证属脾阳不足，寒湿为患；阳明腹满、腹痛,其腹满不减,减不足言,腹部拒按,利下臭秽,证属阳明腑实证。

2. 词语解释

胸下结硬:胸下即胃脘部,指胃脘部痞结胀硬。

【思考题】

太阴病的成因有哪些?其转归如何?

太阴病的病因来路,概括起来有传经和直中两种途径。传经而来者多因三阳病失治、误治,损伤脾阳发展形成。如太阳病、少阳病误用苦寒攻下,邪陷太阴;或阳明病清下太过,伤败脾阳而病传太阴。直中者多由素体脾阳不足,中焦虚寒,而内伤生冷,或寒湿邪气直犯中焦所致。

太阴病的转归有四:

(1)阳复向愈。太阴病治疗得当,脾阳恢复,正气渐旺,可病退而向愈。

(2)阳复太过,病转阳明。太阴病,过用温燥热药,化热伤津,以致病转阳明,出现大便硬或腹满痛等症。

(3)寒湿内盛,发为阴黄。太阴病治疗不当,阳微寒盛,小便不利,湿无出路,则寒湿壅滞,可发展成为阴黄证。

（4）阳衰寒盛,内传少阴厥阴。太阴病失治误治,阳气更衰,阴寒更盛,病情加重,还可内传少阴或厥阴。

<hr>

第二节　太阴病本证

【重点直达】
一、虚寒证辨治
　　（一）证候特征
　　（二）下利特征
　　（三）"脏有寒"的内涵
　　（四）"四逆辈"内容
二、气滞络瘀证辨治
　　（一）与阳明病、虚寒证腹满、腹痛的鉴别
　　（二）轻、重证候的辨治
　　（三）主治方中配伍大黄、芍药的意义

【释难解疑】
1. 太阴气滞络瘀证轻、重证的辨治
　　太阴气滞络瘀证,以腹满、腹痛为主,但临床有轻重之别。
　　气滞络瘀轻证,以腹满时痛为主证,并无食不下、呕吐、下利等脾虚寒湿证,常伴腹坠胀,或痛如针刺,舌有紫气,脉涩等症,治以通阳益脾,活络止痛,桂枝加芍药汤主之。

气滞络瘀重证,是在轻证基础上见腹满、腹痛较剧,甚则拒按,或伴便秘。由于气滞络瘀较甚,治以通阳活络,化瘀导滞,桂枝加大黄汤主之,此用大黄不在泻胃肠之实,而在增强活血通络、消散土壅之力。

2．对太阴病腹痛证的认识

本证病性属气滞血瘀,病在太阴脾络,应属太阴病本证范畴,与太阴虚寒证恰好构成太阴病虚、实两个不同方面。

3．词语解释

(1) 藏有寒：藏同脏,指脾脏有寒。

(2) 四逆辈：指四逆汤一类方剂。包括理中丸、理中汤、四逆汤等。

第三节　太阴病兼变证

【重点直达】

一、太阴病兼表证

二、太阴病兼发黄证

太阴寒湿发黄与阳明寒湿发黄的鉴别

【释难解疑】

1. 太阴中风与太阳伤寒证均见四肢疼痛(烦疼),应如何鉴别?

太阴脾阳不足,虽感受外邪,却无力抗邪于外,故不发热,脾主四肢,四肢为诸阳之本,脾阳与外邪相争,故四肢烦疼;太阳伤寒为风寒外束,正邪交争,故除身疼痛外还见发热恶寒等症。

2. 太阴发黄证与阳明寒湿发黄证的鉴别

太阴发黄证与阳明寒湿发黄,都属阴黄,寒湿为患,但两者病证表现及病变脏腑有所不同,当加以鉴别。

太阴病发黄证以脾阳不足失于升清为主,多伴下利、腹痛等;阳明寒湿发黄证以胃阳不足失于和降为主,多伴呕吐等胃气上逆证候。

【思考题】

《伤寒论》中太阴兼表证有哪些证型? 如何辨治

太阴兼太阳表证属表里同病,主要有以下 3 个证型:

(1)太阴兼太阳而偏表者:原文第 276 条"太阴病,脉浮者,可发汗,宜桂枝汤。"平素脾阳虚弱,具有纳差、脘腹胀满等里证;复感风寒后,又出现恶风寒发热、头痛、汗出、脉浮等表证,此即太阴与太阳同病。盖太阴病属里证,若以太阴病为主者,其脉当沉而缓弱且必见便溏腹痛等;今脉反浮且无便溏者,提示太阴里虚不甚,正气尚能达表抗邪,其病势向外,故以太阳表证为主。遵表里先后缓急治则,当以解表为主治之,方宜桂枝汤。

(2)太阴兼太阳而偏里者:原文第102条"伤寒二三日,心中悸而烦者,小建中汤主之。"太阳伤寒之初,当见恶寒发热,头身疼痛等症;今却又见心中悸而烦,则知此非单纯表证而兼有里证。在表证之初,未曾误治,却出现心悸而烦,分析病机与素体脾虚,气血化源不足有关。此属表里同病而偏于里,故治疗不可攻表,当以治里为主。宜建中补脾,益气血生化之源,安内以攘外,方用小建中汤。

(3)太阴兼太阳需表里双解者:原文第163条"太阳病,外证未除,而数下之,遂协热而利。利下不止,心下痞硬,表里不解者,桂枝人参汤主之。"太阳病表证,法当发汗解表。医者失察,屡用苦寒攻下,是属误治。误下之后不仅表邪不除,而且损伤脾阳,而致此证。脾虚中寒,寒湿内盛,故下利不止,心下痞硬;表证仍在,故发热恶寒。外有表证之发热,里有虚寒之下利,故谓之"协热而利"。此乃表里同病,治宜表里双解,用桂枝人参汤温中解表。桂枝人参汤即人参汤加桂枝而成,人参汤亦即理中汤。理中汤温中散寒,健脾止利;桂枝既解肌祛风散表邪,又助干姜温阳散寒。此方虽属表里双解,但仍侧重于温脾散寒。

第四节　太阴病预后

【重点直达】

正确判断"暴烦下利"的预后。

【释难解疑】

1. 对太阴病预后"暴烦下利"如何理解

阳气来复出现暴烦下利日十余行,最易与阳虚更甚、病情加重混淆,鉴别点如下:

$$
\begin{array}{l}
暴烦下利\\
日十余行
\end{array}
\left\{
\begin{array}{l}
脾阳恢复——利不久即止,精神渐振,\\
\quad 手足亦温,苔腻渐化,脉转和缓\\
阳气更伤——下利不止,精神委靡,手\\
\quad 足逆冷,苔腻不化,脉来微细
\end{array}
\right.
$$

在"暴烦下利,日十余行"的同时,手足温和,精神爽慧,腻苔渐化,饮食增加,均为脾阳来复之兆。下利同时并见手足厥冷、精神困顿、苔腻不化、食欲不振等,反映阳气益衰,寒湿增盛之征。

2. 词语解释

脾家实:"实"非指实邪,乃脾阳恢复之意。

第五章 ○ 辨少阴病脉证并治

第一节　少阴病纲要

【重点直达】

一、"脉微细，但欲寐"的诊断意义

二、少阴阳虚证轻、重证的证候特征

三、太阴病下利与少阴病下利的鉴别

四、少阴虚寒下利与热证下利的鉴别

五、阳浮咽痛的特征

【释难解疑】

1. 何为"戴阳"

所谓"戴阳"是指阴盛于下，虚阳浮越于上的病证。其表现为一派虚寒之中见有面赤如妆。

2. 少阴寒化证轻、重证的鉴别

少阴寒化证轻、重证之分,可根据脉证鉴别如下:

轻证仅见脉微细,但欲寐;进一步加重则见泛泛作恶,心烦,但欲寐,自利而渴,小便色白;至重证见汗出(清冷),咽痛,呕吐,下利清谷,寸口脉三部俱紧(无力),证属阴盛阳亡。

3. 太阴病下利与少阴病下利的鉴别

太阴、少阴病皆可见下利,病性都属虚证,但太阴病下利为局部性虚寒证,多见下利,手足温,口不渴;少阴病下利为全身性虚寒证,多见下利,手足厥,口渴。

4. 少阴虚寒下利与热证下利的鉴别

少阴寒化证在下利时见口渴,与热证下利伴口渴类似,其鉴别如下:

$$下利口渴\begin{cases}少阴寒化证——小便色白,渴饮不多,\\ \quad 喜热饮\\ 热证——小便色黄,渴喜凉饮,量多\end{cases}$$

第二节　少阴病本证

【重点直达】

一、少阴寒化证

（一）四逆汤证、通脉四逆汤证、白通汤及白通加

猪胆汁汤证等姜附剂证的证治

(二)桃花汤证、吴茱萸汤证等非姜附剂证的证治

(三)格阳证与戴阳证的诊断与证候属性

(四)寒凉反佐及其适应证

二、少阴热化证

(一)黄连阿胶汤证的证治

(二)心烦不得眠证的鉴别与证治

(三)虚实兼夹的阴虚火旺证与纯虚无邪的阴虚
内热证的鉴别

【释难解疑】

**1. 四逆汤、通脉四逆汤、白通汤及白通加猪胆汁汤
均为回阳救逆之剂,各汤证如何鉴别**

(1)四逆汤由附子、干姜、甘草组成,功能为回阳救
逆,主治肾阳虚衰,阴寒内盛之证;通脉四逆汤药同四逆
汤,而重用姜附,功能为破阴回阳,通达内外,主治阴寒
内盛,格阳于外之证;白通汤由葱白、附子、干姜组成,功
能为破阴回阳,通达上下,主治阴寒内盛,格阳于上之
证;白通加猪胆汁汤由葱白、附子、干姜、猪胆汁、人尿组
成,功能为破阴回阳,宣通上下,反佐咸寒,以防阴寒与
阳药格拒,主治少阴阴盛阳衰,阴寒格拒证。

(2)通脉四逆汤证、白通汤证、白通加猪胆汁汤证

同属阴阳格拒证,其根本在阴盛阳衰。通脉四逆汤证是格阳于外(格阳证),白通汤证是格阳于上(戴阳证),白通加猪胆汁汤证不仅有格阳于上与外的表现;更见阴邪与阳药格拒证。

(3)四逆汤、通脉四逆汤、白通汤、白通加猪胆汁汤四方皆由干姜、附子组成,习称姜附剂,为少阴阳虚轻重不同证候而设,四汤证证治应注意区分。

2. 分析"少阴病,吐利,躁烦,四逆者,死"和"少阴病,吐利,手足逆冷,烦躁欲死者,吴茱萸汤主之"的区别

两条所述症状酷似,何以一死证,一为可治之证?关键在"躁"与"烦"的不同,"躁"为主者,反映心神浮越,故为死证;以"烦"为主者,反映正气尚能与邪争,仍可借药力以助正而救患者。此外,既属少阴阳虚,何以不用四逆汤而用吴茱萸汤? 其辨证关键是吐逆为主且烦躁欲死,其病机为阴邪盛,阳气尚能与阴邪剧争,其浊阴上逆之象明显,故治疗宜用吴茱萸汤温降肝胃,泄浊通阳。

【思考题】
试述格阳证和戴阳证的区别

在《伤寒论》中,涉及格阳证和戴阳证者主要有第314、第315、第317等原文。

(1)格阳证:又称格阳于外证。原文第317条"少阴病,下利清谷,里寒外热,手足厥逆,脉微欲绝,身反不恶寒……通脉四逆汤主之",为少阴阳气衰微,阴寒极盛于内,格拒虚阳浮越于外,呈现里真寒外假热之象。其辨证要点为手足厥逆,下利清谷,身反不恶寒(暗寓有发热),舌质淡、苔白或黑润,脉沉微欲绝。此即典型的格阳证,治疗用通脉四逆汤破阴回阳,通达内外。通脉四逆汤方即四逆汤重用生附子,倍用干姜而成。生附子、干姜大辛大热,重用之则破阴散寒,回阳救逆之力更峻,还能破除阴阳格拒之势,而挽回欲脱之元阳。用之可使阳气复、阴寒散、元阳潜藏,沉微欲绝之脉搏逐渐恢复是见效的标志,故名通脉四逆汤。

(2)戴阳证:又称格阳于上证。原文第314、第315条"少阴病,下利,白通汤主之";"少阴病,下利脉微者,与白通汤……"为少阴阳气衰微,阴寒极盛于内,格拒虚阳浮越于上,呈现里真寒而上假热的之象。其辨证要点为手足厥逆,下利清谷,舌淡苔白或黑润,脉沉微,联系第317条加减法"面色赤者,加葱九茎",本证必见面色赤(两颧嫩红如妆、游移不定)。此即典型的戴阳证。治疗用白通汤破阴回阳,宣通上下。白通汤由附子、干姜、葱白3味组成。该方由四逆汤去甘草、减少干姜加葱白而成。方中附子补下焦之阳以治其本,干姜温中焦之阳以通上下,两味相合,破阴散寒,回阳救逆;葱白辛温走窜,宣通上下气机,使被格拒上浮之虚阳得以下潜。

总之,格阳证和戴阳证都是少阴寒化证中的极危重证型,皆以少阴阳气大衰,阴寒极盛于内,迫使虚阳外越为基本病机;临床都可见手足厥逆,下利清谷,舌淡苔白或黑润,脉沉微等里虚寒证,而以里真寒为本,外假热为标。临床都以破阴散寒、回阳救逆为治疗大法,药用附子、干姜之类破阴回阳。格阳证是阴盛于内,格拒虚阳浮越于外,以身发热不恶寒为特征,故治用大剂附子、干姜、炙甘草破阴散寒,回阳救逆,以利虚阳返归于内。戴阳证是阴盛于内,格拒虚阳浮越于上,以面红如妆、游移不定为特征,故除用附子、干姜破阴散寒,回阳救逆外,加用辛温走窜,善于宣通上下气机之葱白,以招纳浮阳返归于下。

第三节　少阴病兼变证

【重点直达】

一、寒化证兼证

（一）兼表证

1. 治疗时表里先后的选择

2. 表里同治时的应用指征

（1）"无里证"的含义

（2）"反发热"的机制

3. 表里同治时的偏表、偏里

    （1）麻黄附子细辛汤证偏于表散

    （2）麻黄附子甘草汤证偏于温里

（二）兼里证

1. 兼水气泛溢证

2. 兼寒湿浸渍肌肉关节证

3. 真武汤、附子汤的方剂配伍意义

4. 附子汤治疗"身疼痛"与麻黄汤证、桂枝新加汤证的鉴别

5. 附子汤证见"背恶寒"与白虎加人参汤证见"背恶寒"的鉴别

二、热化证兼证

（一）兼里热、水停证

    与黄连阿胶汤证见"心烦不得眠"的比较

（二）兼阳明腑实证

1. 急下的机制

2. 与阳明三急下证的区分

【释难解疑】

1. 少阴病表里同治时的应用指征

    少阴兼太阳表证治疗是表里同治，一是少阴病里证已现，但里证虚寒相对轻，未见呕吐、下利清谷等，故

条文言"无里证",二是兼有"反发热"证,提示了邪闭卫阳。故温肾阳同时发散风寒。

此与《伤寒论》第92条"病发热头痛,脉反沉,若不差,身体疼痛者,当救其里,宜四逆汤"表里同病治疗思路有异。两证症状相似,但一为太阳兼里虚,且里虚寒明显,急当温里,再行发表;一为少阴病兼表证,里虚证不重,故表里同治。

2. 真武汤与附子汤药物组成仅一味药之差,其证治有何不同

真武汤的药物组成为附子、白术、茯苓、生姜、芍药;附子汤的药物组成是附子、白术、茯苓、人参、芍药。两方的主治之证均为肾阳亏虚,故方中均用附子、白术、茯苓、芍药。但真武汤证以水邪泛滥为主,症以腹痛、小便不利、四肢沉重疼痛、下利,或小便清长,或呕为主,治疗重在温阳化气行水,所以用生姜配附子温阳宣散水邪。附子汤证以少阴阳气不足,在外之寒湿留着于筋脉骨节肌肉为主,证以背恶寒,口中和,身体痛,骨节痛,手足寒为主,治疗重在温阳化湿,镇痛祛寒,故用人参配附子,且附子用量倍于真武汤,其目的为温补元阳以扶正祛寒湿。

3. 附子汤证与麻黄汤证都有身体痛、骨节痛,两证如何鉴别

两证皆有身体痛、骨节痛,但本证以肾阳虚为本,寒湿凝滞为标,故无发热恶寒,脉沉无力;麻黄汤证为风寒外袭,营阴郁滞,正气不虚,故发热恶寒明显,脉浮紧有力。

4. 附子汤证见"背恶寒"与白虎加人参汤证见"背恶寒"的鉴别

两证皆可见背恶寒,但附子汤证为阳虚寒湿阻碍所致,白虎加人参证为里热炽盛,元气耗伤所致。

5. 对黄连阿胶汤证的认识

黄连阿胶汤证为肾阴亏虚,心火亢盛不寐证。证见心中烦,不得卧,口干咽燥,舌红苔黄,脉沉细数。但黄连阿胶汤主药为黄连,因此本证肾阴虚而心火亢,属虚实夹杂证,偏重于心火亢,与阴虚而无火旺的阴虚发热证不同。

6. 黄连阿胶汤证与猪苓汤证均有心烦不眠,如何鉴别

两方证均有火热扰心、心神不宁之心烦,黄连阿胶汤证系少阴热化证,肾阴亏于下,心火亢于上,无水停病机,证候除心烦不眠外,尚有口干咽燥,舌红苔黄,脉沉细数等阴虚火旺的脉证,治以滋阴泻火,交通心肾,药用黄连、黄芩、芍药、阿胶、鸡子黄。猪苓汤证属少阴热化、阴虚、水热互结之证,既有肾阴虚,心火亢,又有水停,证候除有心烦不眠外,尚有小便不利、下利、咳而呕渴等水邪浸渍肺、胃、大肠的症状,治当清热育阴利水,药用猪苓、茯苓、泽泻、阿胶、滑石。

7. 黄连阿胶汤证与栀子豉汤证的心烦不得眠的鉴别

黄连阿胶汤证与栀子豉汤证皆能出现心烦不得眠之证,但证候性质迥异,需加以区别:

心烦不得眠 ──┤ 栀子豉汤证──余热留扰胸膈──心中懊憹,饥不欲食,头汗出,舌苔薄黄微腻,脉浮数

黄连阿胶汤证──阴虚火旺,心肾不交──咽干口燥,舌红苔黄,脉沉细数

8. 少阴三急下与阳明三急下的鉴别

少阴三急下是在既有肾阴不足、又有腑实内结(虚实夹杂,邪实为急)时采用的急下方法,是"急则治标"之治。3 条条文当互参,方能全面理解少阴阴虚兼有阳明腑实时的证候特征。

少阴三急下的目的是急下以存肾阴,阳明三急下的急下旨在存胃津,这是两者区别所在。

9. 词语解释

(1) 下厥上竭:因阳气虚于下而厥逆,故称下厥;因阴血出于上而耗竭,故称上竭。

（2）息高：息指呼吸，息高是指吸气不能下达，呼吸浅表，为肾不纳气的表现。

第四节　咽　痛　证

【重点直达】

一、少阴咽痛证

（一）猪肤汤证

（二）阳虚咽痛证

二、非少阴咽痛证

（一）甘草汤证、桔梗汤证

（二）苦酒汤证

（三）半夏散及汤证

三、区分不同咽痛的特征及治疗

【释难解疑】

1.《伤寒论》何以把咽痛证归于少阴篇

手少阴心经的支脉挟咽，足少阴肾经循喉咙、挟舌本。凡邪袭少阴，客于咽喉；或少阴水火不济，失于濡养，皆可致咽喉疼痛。故《伤寒论》以经脉循行为依据，将咽痛证皆归于少阴篇而名之曰"少阴病"。

然而，需要指出的是，咽痛并非均属少阴病，《伤寒论》在论及少阴咽痛证的同时,亦涉及了较多其他非少阴病咽痛证,意在突出辨证论治这一理论方法。

2. 词语解释

(1) 白粉:即米粉,亦作小麦粉。

(2) 苦酒:即米醋。

【思考题】

少阴病篇咽痛有哪些证型? 如何辨治

根据病机,将少阴咽痛分为虚热、客热、痰热火毒郁结、客寒以及少阴虚阳浮越 5 种证型论治。

(1) **虚热咽痛**:见于原文第 310 条。此由少阴水亏火炎,虚火循经上扰所致。临床以经常咽喉干涩疼痛,心烦胸满,下利;或伴见咽痒、呛咳、声嘶,舌红少苔,脉细数等为辨证要点。治疗用猪肤汤滋阴降火,润肺利咽。

(2) **客热咽痛**:见于原文第 311 条。证由风温热邪客于少阴经脉,郁于咽喉所致。临床以咽喉红肿而疼痛不适,病程较短为特征。一般用甘草汤清热利咽。若服甘草汤咽痛不减,甚至声音嘶哑,或伴咳嗽有痰者,则提示热邪较重,肺气失宣,用桔梗汤,以清热宣肺利咽。

(3) **痰热火邪郁结咽痛**:见于原文第 312 条。此由痰热火邪郁结咽喉所致。临床以咽喉红肿疼痛、溃烂生疮、声音嘶哑,甚则不能语言等为辨证要点。治用苦酒汤清热涤痰,敛疮消肿。

(4) 客寒咽痛:见于原文第 313 条。此由风寒客于咽喉,寒束阳郁不宣所致。临床以咽痛、但不红不肿,声音嘶哑,咳吐白稀痰,口淡不渴,或伴恶寒,头痛,气逆欲吐,舌淡苔白滑,脉浮紧等为主要表现。治用半夏散或半夏汤祛风散寒通阳,涤痰开结利咽。

(5) 虚阳浮越咽痛:见于原文第 283、第 317 条。由阳衰阴盛,虚阳上浮,郁于咽喉所致。临床以咽喉疼痛不红、不肿,伴呕吐,下利清谷,汗出,四肢厥厥,舌淡苔白,脉微欲绝等为辨证要点。治疗用通脉四逆汤破阴散寒,回阳救逆,加肉桂引火归元,桔梗利咽止痛。

第六章 ○ 辨厥阴病脉证并治

概　说

【重点直达】

一、厥阴的内涵

二、厥阴为"六经之尽"基础——厥阴的两个不同子系统

【释难解疑】

1. 厥阴的两个不同子系统

(1) 基于经络、脏腑的厥阴生理

手
足　} 厥阴 {
心包——心之外卫，代心用事，心包之火借三焦通路下温肾水并涵养肝脏

肝——属木，藏血，主疏泄，调畅情志、气机，参与脾胃运化

（2）基于阴阳学说的厥阴

厥阴处在"两阴交尽，一阳初生"的阴气衰少向阳转化的特殊阶段。厥阴在阴阳之间互为交通、阴尽阳复这种相互维系、相互转化过程中，扮演了特殊的角色，所谓"厥者，尽也"是也。

2. 厥阴病内涵

由于厥阴包含着两个不同子系统，因而厥阴病亦包括两大类别：

一是基于脏腑、经络范畴的厥阴病，它是厥阴肝、心包所属脏腑、经络的病理表现。《伤寒论》中更多侧重于足厥阴肝经脏腑、经络病理变化的描述。

二是基于阴阳学说范畴的厥阴病，它包括符合阴尽阳生特征的阴阳胜复证及阴阳失去正常交通而致阴阳阻隔的厥证等相关病理变化，但均为阴阳交接失调导致的病证。

【思考题】

1. 如何正确认识厥阴两个系统之间的关系及厥阴篇内容

厥阴生理特点决定了其既包括脏腑经络含义，又包含阴阳学说的内容。

"厥阴"的两个不同系统之间认识着眼点不同，概述内容有别,但两者并非绝对孤立,而是互相关联。一方面脏腑功能影响阴阳,如厥阴肝体阴用阳,主疏泄,生理上维系着全身或局部阴阳之气的运行;病理上,厥阴肝的功能失常是"阴阳气不相顺接"的主因之一,并可导致"厥证"。如厥阴肝木乘犯、胃热脾寒之乌梅丸证,肝气郁滞之四逆散证,肝寒犯胃之吴茱萸汤证等即是具体体现。与此相对,阴阳又离不开脏腑经络来体现,阴阳之气乖戾,常表现为脏腑经络的病证,如"阴阳气不相顺接"的各种"厥证"及厥热胜复,都有脏腑功能失常的病理基础。

阴阳学说范畴的厥阴着眼于其在阴阳相互关联下的作用,脏腑经络之厥阴着眼于厥阴肝本身;阴阳学说的厥阴病侧重于阴阳的交接,导致阴阳气交接失调的可能包括脏腑经络角度的厥阴肝导致的,亦有其他脏腑引起的病变,因此二者既有区别,又有交叉。但都从不同角度对厥阴病进行诠释。

《伤寒论》厥阴病篇应当从脏腑和阴阳两个不同的层面进行理解,其内容分属于两个不同的系统:一是基于脏腑经络而言的"厥阴"系统,二是本于阴阳学说立论的"厥阴"系统,二者既有联系,又有区别。从两种不同的角度来把握厥阴病篇的内容,虽在结构上复杂,但却杂而有章,堪称有条不紊。

2. 厥阴病殿于六经病之末,是否意味着厥阴病为六经病最危重阶段

在中医理论中有"穷必及肾"之说,即肾中精气是机体生命活动之本,五脏之阴、阳根于肾,即肾阴、肾阳为各脏腑阴、阳之根本,肾阴可以滋生五脏之阴,肾阳可以温养五脏之阳。在病证演变过程中,五脏的阴亏或阳虚,日久必将导致肾阴或肾阳的虚衰,即所谓"穷必及肾"。按照这一观点,《伤寒论》六经病篇的少阴病理当殿于六经病之末。但实际安排至六经病篇之末的却是厥阴病。如何看待这一现象?

在生理上,厥阴是阴阳的转折点,含有阴尽阳生之意,在阴阳如环无端,相贯循行的交接过程中扮演重要角色。若厥阴经在这一过程中受到影响就会导致机体阴阳之间交接失调,难以实现阴平阳秘之道,产生病理变化,如厥阴病篇有厥热胜负、厥逆两类证候。正是基于阴阳学说的内容,将厥阴病篇放置六经篇最后。因此,从阴阳学说范畴来理解六经病,由厥阴病作为两阴交尽、阴极阳生的特殊病理概括,其病当殿于六经病之末。

厥阴病居六经之末,但并不意味厥阴病为六经病最危重阶段,病之轻重由症状、舌脉等证候来判断,这是从疾病影响至脏腑的角度而言,与中医"穷必及肾"说并不矛盾。

从阴阳学说角度,影响到厥阴经导致机体阴阳交

接失调的因素,可能为厥阴肝、心包本身,亦可能为其他脏腑损及。因此,从阴阳学说角度与从脏腑角度的厥阴病两者在外延、内涵方面截然不同,两者没有必然联系,仅仅有交叉而已。

综上所述,"穷必及肾"是从脏腑角度对疾病发展演变作出的病理先后概括,而《伤寒论》中厥阴病篇殿于少阴病篇之后则是基于阴阳学说范畴厥阴为"尽阴"而作出的排列。

第一节 厥阴病辨证纲要

【重点直达】
一、厥阴病诊断要点
二、提纲证的代表性

【释难解疑】

1. 厥阴病提纲证所见"消渴"与太阳蓄水证所见"消渴"的辨别

厥阴病提纲证之消渴为木火燔灼津液所致,属于肝热乘犯于胃的上热证,除消水作渴之外,当伴有舌红脉数、心中疼热等证,治宜乌梅丸清上温下,待肝木得缓,胃热得清,其消渴得缓。而太阳蓄水证之消渴,为阳虚不运,水停于下,津液不能上承所致,病在下焦,伴见脉浮、发热、小便不利、舌淡胖苔白滑等证,治宜五苓散化气行水,待气化津行,其消渴自止。

2．词语解释

（1）气上撞心：心,泛指心胸部位。气上撞心,即患者自觉有气上冲心胸部位。

（2）心中疼热：自觉胃脘部疼痛,伴有灼热感。

第二节　厥阴病本证

【重点直达】

一、厥阴肝经气郁证

（一）四逆散证证候特征

（二）四逆的特征及病理

（三）与少阴病四逆的辨识

二、厥阴病寒热错杂证

（一）乌梅丸证

　　1．乌梅丸治蛔厥机制

　　2．乌梅丸"又主久利"的机制

　　3．基于脏腑功能调节的乌梅丸效用新识

（二）干姜黄芩黄连人参汤证

　　1．干姜黄芩黄连人参汤证的厥阴病属性辨识

2. 与栀子干姜汤证、黄连汤证等胃热脾寒证证候的区分

（三）麻黄升麻汤证

1. 麻黄升麻汤证厥阴病属性辨识

2. 与乌梅丸证、干姜黄芩黄连人参汤证等上热下寒证的证候区分

三、厥阴病寒证

（一）当归四逆汤证

1. 厥阴与血虚及受寒的生理、病理基础

2. 血虚受寒的证候特征

3. 当归四逆汤证与四逆汤证的异同区分

（二）当归四逆加吴茱萸生姜汤证

1. "内有久寒"的含义

2. "内有久寒"加吴茱萸、生姜的意义

（三）吴茱萸汤证

1. 厥阴头痛的特点

2. 厥阴头痛与其他经头痛的鉴别

3. 吴茱萸汤出现在阳明病篇、少阴病篇及厥阴病篇的意义

四、厥阴病热证

白头翁汤证

1. 病位在厥阴肝、阳明肠的辨识

2. 厥阴肝热下利的特征及机制

3. 与少阴下利便脓血证的区分

【释难解疑】

1. 四逆散证与少阴虚寒证均有"四逆",两者有何区别

四逆散证之四逆乃因阳气内郁,不能通达四末所致;少阴虚寒证之四逆,为少阴阳虚阴盛,四末失于温煦所致。就四逆程度而言,少阴虚寒证的四逆较四逆散证更重,四逆散证每每仅见指头寒,不似少阴阳虚证之四逆及于肘、膝。除四逆轻重不同外,四逆散证更可见阳气内郁之心烦易怒、脉弦等脉证,而少阴病四逆证则多伴见下利清谷、精神委顿、畏寒、脉微细或脉微欲绝等。

2. 乌梅丸治蛔厥的机制

乌梅丸治疗蛔厥的机制过去多遵崇"蛔得甘则动,得酸则静,得苦则下,得辛则伏"之旨,完全着眼于乌梅丸对蛔虫的直接杀灭作用,这一认识不仅未能全面认识乌梅丸的效应,更导致了该方临床应用范围的狭隘化。通过对乌梅丸全方重新研究后发现,该方绝非仅局限于对蛔虫的作用方面,而是能通过对蛔虫寄生的宿主产生调节作用,发挥治蛔厥的作用。方中以醋渍之乌

梅为君,因酸能入肝,可缓肝之急,防其乘犯脾胃;方中用苦寒之黄连、黄柏,以清肝胃之热;用辛温之细辛、干姜、附子、蜀椒等以温在下的脾寒;用人参、当归益气养血;米饭、蜂蜜和胃缓急,共调中焦之气。

综上所述可见,乌梅丸苦辛甘并投,寒温攻补兼用,既为清上温下、安蛔止痛之要方,亦是缓肝调脾清胃以治多种杂病的效方,《伤寒论》所述"又主久利",真实反映了乌梅丸除驱蛔外的其他作用特征。

3. 何谓脏厥、蛔厥? 两者如何鉴别

脏厥指肾脏真阳极虚而致的四肢厥冷;蛔厥指因为蛔虫窜扰而致的四肢厥冷。两者皆有手足厥冷,故当鉴别。病"至七八日肤冷,其人躁无暂安时者"为脏厥的辨证要点。脏厥属阳衰阴盛之寒证,病至七八天之久,阳气愈虚而寒邪愈甚,不仅患者四肢厥冷,而且周身肌肤皆冷,加之患者躁扰无片刻安宁之时,是真阳将绝、脏气大衰的表现,其病情险恶,预后不良。其治当以大剂扶阳抑阴,可选用四逆汤、通脉四逆汤等,亦可配合灸法,温经散寒回阳。蛔厥证具有时静时烦,时作时止,并与进食相关的特征,而且发病时虽有手足厥冷,但周身肌肤不冷。同时常有蛔虫吐出的病史,可伴有呕吐、腹痛等证。当用清上温下、安蛔止痛的乌梅丸治疗。

4. 干姜黄芩黄连人参汤证与栀子干姜汤证、黄连汤证的鉴别

三证皆为胃热脾寒,属上热下寒,但证候偏重不同。

干姜黄芩黄连人参汤证为误下伤脾,误吐伤胃,形成下利与食入口即吐的格拒证,因其上热较重,故芩连并用,以清降胃热。不用甘草、大枣者,因本呕逆较甚,恐草枣甘壅不利于降逆故也;栀子干姜汤证,上热较轻,未至胃热气逆,仅见胃热之烦;黄连汤证未经吐下,胃热尚轻,只用一味黄连清上热,以腹中痛、欲呕吐为主症,仅见欲呕吐(泛恶),但脾寒络阻腹痛明显,故用桂枝、甘草、大枣,通阳扶脾。

5. 麻黄升麻汤证的证治辨识

麻黄升麻汤主治邪陷阳郁,寒热错杂之证。方中重用麻黄以宣内郁之邪,配升麻则宣透之功更著,且升麻又能升举下陷之阳气;知母、石膏、黄芩,苦寒以清在上肺胃之热;天冬、葳蕤养阴生津;当归、芍药养血和阴;桂枝、干姜温中通阳;白术、茯苓、甘草健脾补中,交通上下之阴阳。诸药合补、泻、寒、温、宣、散于一体,补而不敛邪,散而不伤阴,药效互补,充分发挥清上温下、滋阴和阳、发越郁阳之功。其用药特点有二:其一,药味多,集宣、散、清、温、补、泻之品于一方,以适应复杂之病情;其二,剂量小而重点突出,其中麻黄用量最大,达二两半,

寓宣散、升浮为主之义,余药量小,又利于发散阳郁而防伤阴液之弊。故服药后能宣散而致"汗出",达到交通表里上下,既济阴阳水火之效。

6. 麻黄升麻汤证与乌梅丸证、干姜黄芩黄连人参汤证的鉴别

麻黄升麻汤证与乌梅丸证、干姜黄芩黄连人参汤证皆为上热下寒证,但麻黄升麻汤证以阳郁为主,肺热脾寒为辅,后两证不仅没有阳气内郁,上热也不是在肺,而是在胃,这是他们之间的最大鉴别点。

7. 当归四逆汤、四逆汤、四逆散皆以四逆名方,其所治证候有何异同?

当归四逆汤、四逆汤、四逆散三方所治疗的证候,虽然都是以四肢逆冷为主症的厥证,皆以"四逆"名方。但其病机性质、病势缓急、辨证要点、治法用药各不相同。辨析如下:

(1) 当归四逆汤证:当归四逆汤养血散寒、温经通脉,主治血虚寒凝厥证。临床长期手足厥寒,伴手足青紫、麻木或疼痛,头痛、肢体疼痛,舌淡苔白,脉沉细欲绝等为辨证要点。此病由厥阴肝血不足,寒邪凝滞经脉所致,病程虽长但厥逆程度较轻,病势较缓。当归四逆汤即桂枝汤去生姜、倍大枣,加当归、细辛、通草而成,全方共奏养血散寒、温经通脉之功。

（2）四逆汤证：四逆汤扶阳抑阴、回阳救逆，主治少阴阳气虚衰、阴寒内盛的阳虚寒厥证。临床以四肢厥逆、无热畏寒、精神委靡、身蜷而卧、呕吐、下利清谷、小便清长、口鼻气冷、或大汗出、舌淡苔白、脉沉微等为辨证要点。此证多属暴病，阳气大衰阴寒内盛、病势急迫而危重。四逆汤用附子、干姜，大辛大热，破阴散寒，回阳救逆，全方味简力专，共奏回阳救逆、温阳散寒之功。

（3）四逆散证：四逆散疏肝和胃、调理气机、透达郁阳，主治肝胃气滞、阳郁不达之气郁厥证。临床以四肢厥逆，胸胁胀闷不舒，走窜疼痛，嗳气太息，脘痞纳呆、腹痛泄利，舌淡红苔白，脉弦等为辨证要点。此病属气滞阳郁厥证、病势稍缓而厥逆较轻。四逆散由柴胡、枳实、芍药、炙甘草 4 味组成，肝胃（脾）两调，气血并治，用之使肝胃得以和调，气机升降复常，郁阳得伸则四逆诸症自除。

8. 当归四逆汤证与当归四逆加吴茱萸生姜汤证的辨治

当归四逆汤证为血虚的同时又有寒凝经脉，见手足厥寒，脉细欲绝。病机为营血不足，寒凝经脉。治法为养血通脉，温经散寒。方用当归四逆汤散寒邪、养血脉、通阳气的功效。当归四逆加吴茱萸生姜汤证是在营血不足，寒凝经脉的基础上，兼有反复胃痛、发则呕逆吐涩等与肝胃有关的沉寒痼疾。病机为血虚寒凝,兼有肝胃沉寒。方用当归四逆加吴茱萸生姜汤。用当归四逆汤养血通脉、温经散寒,加吴茱萸、生姜暖肝泄浊通阳,以走厥阴经脏,散其久滞陈寒,并用清酒扶助药力,增强温通血脉之功,以祛在内之久寒。

9. 厥阴病的呕吐头痛与三阳病呕吐头痛的鉴别

厥阴病的呕吐头痛的特点是或干呕或吐涎沫,头痛在巅顶。

太阳病呕吐头痛,当伴发热恶寒、脉浮等;阳明病的头痛呕吐,多伴大便秘结、心烦、尿赤、舌红苔黄燥等;少阳病呕吐头痛,应伴见往来寒热、胸胁苦满、脉弦细等。

10. 吴茱萸汤出现在阳明病篇、少阴病篇及厥阴病篇的意义

吴茱萸汤在阳明篇"食谷欲呕",证属阳明虚寒,以其"得汤反剧者属上焦",辨阳明呕吐有虚寒、热实之不同;在少阴篇"吐利,手足逆冷,烦躁欲死",证属少阴阳虚阴盛,寒浊犯胃;在厥阴篇"干呕吐涎沫,头痛",证属肝寒犯胃所致。

吴茱萸在三篇虽述证不尽相同,但阴寒内盛、浊阴上逆的病机却一致,故可异病同治,均用吴茱萸汤温胃散寒降浊。

11. 白头翁汤证下利脓血与桃花汤证下利脓血的鉴别

白头翁汤证与少阴病桃花汤证,皆可见下利便脓血,但病机却有寒热之异、虚实之分。桃花汤证下利往往是滑泄失禁,脓血颜色晦暗,口不渴或渴喜热饮,属脾肾阳虚,下焦不固,治宜温中祛寒,涩肠固脱。白头翁汤证则里急后重,肛门灼热,脓血颜色鲜艳,口渴喜冷饮,舌红苔黄,属肝经湿热,下迫大肠所致,治宜清热燥湿,凉肝止利。

12. 词语解释

(1)藏厥:藏,同脏。指肾脏真阳极虚而致的四肢厥冷。

(2)蛔厥:因蛔虫窜扰,疼痛剧烈,气机逆乱而致的四肢厥冷。

(3)寒格:指下寒与上热相格拒。

【思考题】

乌梅丸由治蛔厥专方成为治疗厥阴病上热下寒证主方的辨证思考是怎样的

仲景在《伤寒论》第 338 条明确提出"蛔厥者,乌梅丸主之",前辈医家经临床证明乌梅丸对蛔虫病确有奇效,近、现代更有研究者根据乌梅丸药物性味,认为其酸、苦、辛合用是治疗蛔虫的基础,所谓蛔虫"得酸则静,得辛则伏,得苦则下",正是基于上述原因,乌梅丸曾一度被誉为驱蛔及治疗蛔厥证的专方。

然而,深入分析乌梅丸所主蛔厥证的机制所在就会发现,该方药体现了中医辨治的观念,其有蛔虫,根在脏腑阴阳的失调,即机体内环境失衡所导致。乌梅丸虽有针对蛔虫用药,但更侧重调理机体上热下寒的病理,使得机体阴阳失衡得以纠正,何患之虞。这也正是《伤寒论》条文所言"又主久利"的道理所在,久利只是机体上热下寒病理导致的其中一种而已,其他凡属这一病机者,均可应用,不必局限于治蛔厥一端,而是拓展其为治疗上热下寒的主方。

第三节　厥热胜复辨

【重点直达】
一、厥热胜复的产生机制
二、厥热胜复的几种不同模式
三、厥热胜复的预后判断

【释难解疑】
厥热胜复预后判断
预后主要根据厥热时间长短来判断。一般来说,但厥无热,为阳气不复,病情危重;厥而见热,为阳气来复,病有好转;厥多热少,为阳复不及,病仍发展;厥与热天数相等,为阳复适中,其病向愈;厥少热多,阳气回复,其病当愈;若厥回热不止,为阳复太过,则邪从热化。

以厥、热天数的多少来衡量阳气的多少及阳气恢复是否适度,虽然过于笼统,但在疾病诊断、预后判断中却具有一定的指导意义。

2. 词语解释

(1)除中:证候名。中,此指胃气。除,为消除、去除之义。除中,即胃气垂绝。表现为本当不能食,而反突然求食,是病情恶化的表现。

(2)索饼:饼,可作为面食的通称。索饼,即条索状的面食。

【思考题】

何谓厥热胜复?《伤寒论》如何辨别厥热胜复证

厥,是指手足逆冷;热,是指手足温暖;胜,就是偏胜;复,是指恢复。阴寒胜则逆冷,阳气回复则发热。厥热胜复具体表现为四肢逆冷与手足温暖交替出现。厥热胜复不是独立的病证,而是厥阴病病变过程中阴阳消长、邪正进退的外在反映。通过厥热胜复的病理变化,可以测知体内阴阳的盛衰、邪正之消长,从而进一步判断疾病的预后及转归。

在《伤寒论·厥阴病》篇,论及厥热胜复的原文有第331、第332、第334、第335、第336、第341、第342、第343条等条,了解厥热胜复的机制,掌握辨析方法对判断疾病的预后、转归具有重要意义。张仲景主要从厥、热出现的先后,持续时间的长短等对厥热胜复做了属性及病情轻重的断定。概括而言有如下几种:

(1)辨厥、热出现之先后:先热后厥,为阳衰阴胜,主病进(如第332条);先厥后热,为阳复阴退,主病退(如第331、第334条);若热而复厥,乃阳复不及,仍为阴胜,主病进(如第331条)。

(2)辨厥、热持续时间:如厥热相等或热稍多于厥,为阳复阴退,正能胜邪,主病退及向愈(如第332、第336、第341条);厥多热少,为阴寒盛而阳气衰,正难胜邪,主病进及恶化(第332、第342条);热多厥少,厥回而热不去,为阳复太过,化为邪热,主阴证转阳,则势必产生阳热变证(如身热汗出、咽痛喉痹、下利便脓血、生痈脓等,如第332、第334、第341条)。

(3)但厥不热者,为纯阴无阳,必为死候。(如第343、第362条)。

第四节　四肢厥逆辨

【重点直达】

一、厥证的特征及病理

二、厥逆的证治

  （一）气郁厥、热厥、寒厥、痰厥、水厥、蛔厥、血虚
寒凝厥的证治与鉴别

  （二）"厥应下之"与"诸四逆厥者，不可下之"的
辨证关系

【释难解疑】

1.《伤寒论》中的厥证有哪些？其证治如何

  "阴阳气不相顺接，便为厥。厥者，手足逆冷是也。"
《伤寒论》将一切以手足逆冷为主症的疾患皆划归厥证
范畴，阴阳气不相顺接是一切厥证产生的基本病机。按
照病因病机，可将厥证归纳为阳郁热厥、气滞郁厥、阴盛
寒厥、血虚寒凝厥、痰食厥、水厥、蛔厥等多种证候类型。

  （1）邪热伏遏阳郁热：由热邪炽盛，深伏于里，阻
遏气机，致阳气内郁，不得外达所致。临床在四肢厥逆
同时，常伴发热、心烦、口渴、胸腹灼热、尿黄或便闭、舌
质红苔黄燥、脉滑数有力等症。治宜清下，无形之热盛

者用白虎汤辛寒清热,有形之燥热内结者可予承气汤苦寒攻下泄热。

(2)气滞阳郁厥:由肝胃气滞,阳郁不达所致。临床在四肢厥逆同时,常伴胸胁满闷、嗳气太息,或腹痛泄利、舌淡红、苔薄白或黄、脉弦等症。治宜疏肝和胃,透达郁阳。用四逆散。

(3)阴盛寒厥:由阴寒内盛,阳气虚弱失于温煦所致。依病机可分为以下几类:

1)阳衰阴盛厥:由少阴心肾阳气衰微,阴寒内盛,失于温养所致。临床以四肢厥逆程度较重,且病急势危,伴呕吐、下利不止或下利清谷,身蜷无热畏寒,或汗出,或身热,或烦躁,舌淡苔白,脉沉微细或欲绝等为辨证要点。治宜回阳救逆、破阴散寒,方用四逆汤、通脉四逆汤等。

2)脏厥:由五脏真阳衰竭,脏气垂绝所致。临床以四肢厥逆殊重,呈进行性加剧,至七八日周身肌肤皆冷,其人躁扰无片刻安宁,脉沉微欲绝为辨证要点。此证病势危、病情重、预后凶险。论中虽未出治方,可用四逆汤类方急救回阳,并外用灸法。

3)冷结下焦厥:由沉寒痼冷,凝结下焦,阳气不达所致。临床以手足厥冷、小腹冷痛硬满、恶寒,或便闭、舌苔白滑、脉沉迟而紧或沉弦等为辨证要点。原文未出治法方药,根据病机,当以温阳祛寒为法。可外灸关元、气海,内服当归四逆加吴茱萸生姜汤。若有寒实内结者,则宜温下寒实,仲景《金匮》大黄附子汤、三物备急丸等方亦可随证选用。

(4)血虚寒凝厥:见于原文第351、第352条。由厥阴肝血亏虚,寒凝经脉所致。临床以长期手足厥寒欠温,伴青紫、麻木或疼痛,脉沉细欲绝为辨证要点。治用当归四逆汤养血散寒,温通经脉;若内有久寒者,宜加吴茱萸、生姜、清酒等,以增强其温经散寒之效。

(5)痰食厥:见于原文第355条。由痰浊宿食壅遏胸脘,阻塞气机,阳气不得外达所致。临床以手足厥冷、胸膈心下满闷、不能进食、温温欲吐、舌苔白滑或厚腻、脉时见紧象为辨证要点。治用瓜蒂散涌吐痰食。

(6)水厥:见于原文第356条。由水饮停蓄心下胃脘,阻遏胃阳不得达于四肢所致。临床以手足厥冷、心下胃脘动悸不宁、口淡不渴、舌淡苔白滑、脉弦为辨证要点。治用茯苓甘草汤,温胃化饮,利水通阳。

(7)蛔厥:见于原文第338条。由蛔虫内扰,气机逆乱,阴阳气不能顺接所致。临床以四肢厥逆、呈阵发性发作、发则气上撞心、心中疼热、呕吐、脉沉伏不显为辨证要点。多因进食诱发,有呕吐蛔虫史。治疗用乌梅丸清上温下,安蛔止痛。

2. 试述"厥应下之"与"诸四逆厥者,不可下之"的辨证意义

"厥应下之"与"诸四逆厥者,不可下之"是针对厥证提出的两个看似矛盾的治则。"厥应下之"是邪热致厥的治疗原则,热厥证为阳热内郁,此"下之"当包括泄热、清热两法在内,泄热用承气汤,清热用白虎汤。"诸四逆厥者,不可下之"是针对虚寒致厥提出的治则,条文中"诸四逆厥者"泛指虚寒类的厥逆而言,非指一切厥证,治疗不应用下,而应温阳通脉、温经回阳,若误用下法,必然伤正损阳,致变证丛生。所以,"厥应下之"与"诸四逆厥者,不可下之"看似矛盾,实则互为补充,揭示出不同厥证的治疗规则,更好地体现了辨证论治的思想。

3. 词语解释

口伤烂赤:指口舌生疮,红肿腐烂。

【思考题】

《伤寒论》中热性下利的辨治是怎样的

《伤寒论》中热利包括如下证候类型:

(1) 肠热下利:第34条"太阳病,桂枝证,医反下之。利遂不止,脉促者,表未解也。喘而汗出者,葛根黄芩黄连汤主之。"表证未解而误下,邪气化热,邪热下迫肠道,致大肠传导失职而下利。临床以利下稀黄臭秽、暴注下迫、肛门灼热、小便短赤、喘而汗出、发热、舌红苔黄、脉急促或数等为辨证要点。表里皆热,且以里热下利为主。药用葛根黄芩黄连汤清热止利,兼以解表。

(2)少阳胆热迫肠下利:第172条"太阳与少阳合病,自下利者,与黄芩汤。"本条并无太阳之证而偏重于少阳,为少阳胆热内迫阳明大肠,逼液下趋,肠道传导失司之证,其下利属里热下利。治用黄芩汤清热坚阴,待胆热得清,肠无热迫而利得自止。

(3)厥阴肝热下利:第371条"热利下重者,白头翁汤主之。"第373条"下利欲饮水者,以有热故也,白头翁汤主之。"此属厥阴毒热内盛,下迫大肠所致。临床以利下脓血黏液、赤多白少、腹痛里急后重、身热、口渴多饮、舌红苔黄、脉弦数等为辨证要点。治疗用白头翁汤清热解毒,凉肝止利。

(4)热结旁流下利:又有以下三个方证:

1)大柴胡汤证:第165条"伤寒,发热,汗出不解,心下痞硬,呕吐而下利者,大柴胡汤主之。"此属少阳胆火内炽,兼阳明里实,热邪迫津下泄之热结旁流。治疗用大柴胡汤和解少阳,通下里实,通因通用。

2)小承气汤证:第374条"下利谵语者,有燥屎也,宜小承气汤"。阳明燥热实邪内结,燥热内盛迫津下泄而下利。然下者自下,结者仍结,实邪不去,下利难止。

故仍须与小承气汤方攻下里实,通因通用。

3)大承气汤证:第256条"阳明少阳合病,必下利……脉滑而数者,有宿食也,当下之,宜大承气汤。"第242条"病人小便不利,大便乍难乍易,时有微热,喘冒不能卧者,有燥屎也,宜大承气汤。"第321条,"少阴病,自利清水、色纯青,心下必痛,口干燥者,可下之,宜大承气汤"。皆为阳明腑实内结殊甚,蒸逼肠中阴液下流之证,故虽利而用通下之法,有"通因通用"之意趣。

第五节　呕哕下利辨

【重点直达】

一、较多呕、哕、下利证条文出现于厥阴病篇的意义

二、认识非厥阴病呕、哕、下利证

三、不同呕、哕、下利证的辨治

【释难解疑】

1. 哕逆实证的辨证与治疗原则

一般而言,症见哕而腹满,多与实邪内结有关。哕逆实证治疗总以通利为原则,使实邪去,胃气降,则腹满消,而哕逆止。"视其前后,知何部不利,利之则愈"突出

治病必求本的原则。"前"指小便,若湿邪阻滞,膀胱气化不利者,治疗当利其小便,使湿邪得化,浊气得降,哕逆得除;"后"指大便,若肠中燥屎内结,腑气不通,当通其大便,燥屎一除,胃气得降,哕逆腹满可愈。

2. 实热下利与厥阴热利的鉴别

实热下利与厥阴热利均属热利,前者属阳明燥热结滞,热结旁流,下清稀臭秽之粪水,必伴有谵语、腹满而胀痛以及舌苔黄燥等阳明热盛之象,治疗当通因通用,用小承气汤泻下里实;而厥阴热利则属于肝经湿热,下迫大肠,多便下脓血,且伴有里急后重,以及舌红、苔黄等热性症状,治疗当用白头翁汤凉肝解毒、清热燥湿。

3. 词语解释

(1) 晬时:即周时,指一日一夜,24小时。

(2) 清脓血:即便下脓血。

(3) 郁冒:头目昏眩,如有物蒙罩之状。

第七章 霍乱病辨证论治

第一节 霍乱病证候特征

【重点直达】

一、霍乱的诊断要点

二、霍乱与伤寒的鉴别

【释难解疑】

1. 霍乱的定义、病因及主要病机

霍乱是以突发性呕吐下利为主要临床特点的病证。霍有急骤、卒然之意；乱，即撩乱、变乱。因霍乱发病突然，吐泻交作，顷刻间便可致阴阳耗竭，挥霍撩乱，故名霍乱。

霍乱是饮食不洁，冷热不调，或感受暑湿、寒湿疫疠之邪，伤及脾胃，使中焦升降失职，清浊相干，气机逆乱，阴阳乖隔所引起。

2. 霍乱与伤寒的鉴别

第384条论述了霍乱和伤寒的鉴别方法。霍乱吐利兼表证与伤寒表不解影响胃肠功能或传入阴经相似,均可见身热恶寒和吐利,两者十分相似,应注意鉴别。区别方法有二:其一,若是伤寒表不解,其脉必浮;而霍乱兼表证,因吐利交作,气血津液大伤,故脉来微涩而无力。其二,伤寒影响胃肠功能或病邪传入阴经时所致吐利,出现时间稍迟,与霍乱先病吐利迥然有别。两者病机有异,治法亦自不同。

3. 词语解释

霍乱:霍,有急骤、卒然之意;乱,即撩乱、变乱之意。霍乱是指发病突然,吐泻交作,挥霍撩乱的病症。

第二节　霍乱病辨治

【重点直达】

一、五苓散、理中丸证

(一)寒湿在脾,脾阳虚轻、重证的辨治

(二)"寒多不用水""热多欲饮水"的寒热属性

二、四逆汤证

寒湿致肾阳损伤的霍乱证治

【释难解疑】

1. 寒湿在脾,脾阳虚轻、重证的辨治

中阳虚较轻时的寒湿霍乱,证见吐利交作,脉浮发热,头痛身疼,小便不利,渴欲饮水;证属寒湿阻滞,清浊相干,升降失序;治用五苓散。

中阳虚较重时的寒湿霍乱,证见吐利交作,恶寒明显,微热或不发热,不欲饮水,腹中冷痛,喜得温按,或见头身痛,舌淡苔白滑,脉浮缓;证属中阳不足,寒湿中踞,清气不升,浊气上逆;治用理中丸。

2. "寒多不用水""热多欲饮水"的含义

"寒多""热多"从用方来看,不是指证候性质,而是指症状表现。

"寒多不用水",证属里属阴,中焦阳虚,寒湿内阻,故不喜饮水。"热多欲饮水"不是因热而伤津,而是正气虚不甚,尚能与邪相争,故见发热;寒湿内困,津不上承,故见欲饮水。

3. 霍乱病之四逆汤证、四逆加人参汤证、通脉四逆加猪胆汁汤证的鉴别

三者皆属霍乱病阳衰阴盛之证,区别在于:

四逆汤为真阳虚极,亡阳脱液,但以亡阳为主,临床表现为既吐且利,下利清谷,大汗出,手足厥冷,发热恶寒,小便清长,四肢拘急,脉微欲绝。治可先用四逆汤回阳救阴以摄阴,不效可再投通脉四逆汤破阴回阳。

四逆加人参汤证为阳亡液竭,其证以"恶寒脉微而复利,利止"为特点。本证虽属亡阳津气外脱,且有无物可下而下利自止,但并无汗出、四肢逆冷、四肢拘急不解,虽见脉微而未欲绝,说明亡阳不至于太重,且阴阳格拒之势未成,故用四逆加人参汤,回阳救逆,益气生津。

通脉四逆加猪胆汁汤证亦为阳亡液竭,但其病情较四逆加人参汤证更重,故见"吐已下断,汗出而厥,四

肢拘急不解，脉微欲绝"等症，治以通脉四逆加猪胆汁汤，回阳救逆，益阴和阳。

4. 对"吐已下断"的判断

霍乱病程中吐已下断，其性质当注意辨别。

若吐已下断，伴见手足转温，精神转振，苔腻渐化，脉来和缓，示疾病有向愈之兆；反之，若吐利止而伴见手足厥冷，精神委顿或躁扰不宁，苔腻不化，脉微欲绝或芤，则霍乱病已无阴可吐、可下，表示阴阳俱竭。

5. 通脉四逆加猪胆汁汤证与白通加猪胆汁汤证之异同

通脉四逆加猪胆汁汤证见"吐已下断，汗出而厥，四肢拘急不解，脉微欲绝"等症，是霍乱吐利之后阳亡液竭而成。因其阳亡势急，阴竭亦甚，阴阳离决之势已见，或有阴阳格拒之象，病情十分危重。治疗当回阳救逆，益阴滋液。

白通加猪胆汁汤证是阴盛戴阳之证，服用白通汤后不但下利不止，反而出现了厥逆无脉，干呕烦等现象，此非药不对证，而是病重之时，过盛之阴与阳药发生格拒而成。用白通汤破阴回阳，通达上下，加人尿、猪胆汁，取其咸寒苦降，引阳入阴，使热药不致被寒邪所格拒，以利于发挥白通汤回阳救逆的作用。可见，两方证虽同属阴盛阳微之证，但前者重在阳亡阴竭，格拒之势不甚,后者则以阴阳格拒为主,阴竭的表现并不突出。

6. 桂枝汤治疗霍乱恢复阶段的意义

脾主营而胃主卫,霍乱之病乃邪犯中焦,脾胃功能失调之证,最易致营卫受累。病后虽脾胃升降复常,但因吐泻甚剧,营卫难能尽瘥,因见身痛之证,值此之际,虽非感受外邪,仍当以桂枝汤调和营卫;该方具内调脾胃之能,用之亦有助于病后脾胃功能恢复,可谓一箭双雕。取桂枝汤小和之,言少少与之,不令过度。

7. 桂枝汤证身痛与桂枝新加汤证、麻黄汤证身痛的鉴别

霍乱吐下止伴身痛不休,是里气虽和,而营卫之气尚未复常之候,治当调和营卫,宜以桂枝汤小和之。

桂枝新加汤证身痛为发汗太过,气营(阴)不足,筋脉失养,侧重气营(血)不足,身痛属虚证,与脉沉迟无力并见,宜重用芍药、人参补气养营。

麻黄汤证身痛为风寒邪甚,卫气闭郁,营阴郁滞所导致,病本在于风寒之邪郁闭,身痛属表实证,常见无汗等,治以发汗解表。

8. 霍乱病吐利止而脉象平和,若微有心烦不适者,应如何调养治疗

霍乱经治疗后,吐利止,脉象平和,说明大邪已去,病情向愈之征,此时尚有微烦不适,乃胃气新虚,不胜谷

气的缘故,不需用药物治疗,只要注意饮食调护,节制饮食,即可痊愈。若证情较重,或小烦数日未愈者,亦可稍用健脾和胃消食之药以促进康复。

9. 词语解释

(1)脐上筑:筑者,捣也,形容脐上跳动不安如有物捶捣。

(2)如食顷:约吃一顿饭的时间。

(3)吐已下断:指吐利因液竭物尽而停止。

(4)消息和解其外:消息即斟酌的意思;消息和解其外指运用恰当方法促进肌表营卫的和调。

第八章 ◎ 阴阳易差后劳复病辨证论治

第一节　阴阳易病证治

【重点直达】
阴阳易概念

【释难解疑】
何谓阴阳易

阴阳易:有两解。其一指大病后未加养慎,早行房事,致男病传女、女病传男;其二指患病后早行房事致疾病复发。

第二节　差后劳复病证治

【重点直达】
一、差后、劳复病的概念

二、差后病的证治

（一）差后发热

1. 差后发热不只属虚

2. 发热不同证候的辨治

（二）差后水肿

湿热壅阻下焦水肿的证治

（三）差后喜唾

1. 喜唾的特征及病理

2. "胸上有寒"的含义

3. "胸上有寒"用理中丸"理中"的意义

（四）差后虚羸少气

1. "虚羸少气、气逆欲吐"的病理

2. 竹叶石膏汤证、白虎汤证、白虎加人参汤证的证治异同

三、劳复病的证治

（一）劳复证的内涵

（二）枳实栀子豉汤证的证治

（三）与栀子豉汤证、栀子厚朴汤证等热郁气滞证的区分

【释难解疑】

1. 发热不同证候的辨治及意义

伤寒差后见发热，或因大邪已去而余邪未尽，或因

病后体虚,不慎感邪而发,其治当凭脉辨证。若属少阳胆热未解者,治以小柴胡汤疏利气机,扶正祛邪;若脉浮者,是表邪未尽,宜发汗解表;若脉沉实,里有实证,当泻下里实。仲景举脉以示病机,临床时当结合其他脉证进行整体分析。

仲景对差后发热的证治,唯独未提虚证,旨在强调大病差后病理与虚证并无必然联系,更不应在大病之后只知补益。

2. 腰以下肿虚实寒热的辨别

继发于大病之后,腰以下水肿,易被误作虚寒证,此证在见膝胫足跗皆肿,或伴大腹肿满同时,伴小便不利、舌红苔黄腻、脉沉实等症,病机为湿热壅滞,膀胱不利,水气内停,属热属实;治当以逐水清热,软坚散结,方药用牡蛎泽泻散(牡蛎、泽泻、蜀漆、葶苈子、商陆根、海藻、栝楼根)。

3. 竹叶石膏汤证与白虎汤、白虎加人参汤证的鉴别

竹叶石膏汤证为伤寒大病后期,余热未尽,阴津元气俱伤,观其形则见神疲体倦,虚弱消瘦;闻其声则语音低怯,气短息微等,此即虚羸少气之状。临床或见逆气上冲之温温欲吐,或见噫气不除,或哕逆频频等。亦可见发热或低热不退、汗出较多、心烦口渴、少寐、小便短赤、舌红少苔、脉细虚数等。

竹叶石膏汤证与白虎汤证、白虎加人参汤证在胃热病机属性方面相似,但轻重不同,后两者胃热重,本证热邪相对较轻,正气亏虚较重。

4. 枳实栀子豉汤证与栀子豉汤证、栀子厚朴汤证等热郁气滞证的区分

三者皆为热郁胸膈兼有气结,但栀子豉汤证为热结胸膈,气滞在胸膈上下,故见心烦不得眠、心中懊憹、胸中窒或心下结痛等,病变在上焦,火郁发之,故治以清热宣透;栀子厚朴汤证虽亦有无形邪热郁滞胸膈,但证属气滞于腹,病位偏于下,故除见心烦、卧起不安外,更见腹胀满之候,治应清热同时行气通滞,因气滞腹中,过度升浮则牵制药力发挥,故去栀子豉汤中发散之豆豉,加厚朴、枳实行腹中气滞。枳实栀子豉汤证气结于心下,故见心烦、心下痞塞,病位侧重于脘部,既用豆豉,更用枳实消脘中气痞,以使复方作用居中,有"治中焦如衡"之意。

5. 词语解释

(1)差后劳复:大病后因饮食起居失常,过劳伤正而致病复发。其中因劳而发者,称为劳复;因饮食调理不当而发者,称为食复。

(2)清浆水:煮熟的稀小米粥,发酵而成。

(3)喜唾:时时吐唾沫或清水痰涎。

（4）虚羸：虚弱消瘦。

（5）损谷：即减少饮食。

【思考题】

1.《伤寒论》治疗水饮内停的方法有哪些

　　水饮是人体内水液代谢异常形成的病理产物，又是重要的致病因素，常随其停留部位及兼挟不同，产生多种病证。《伤寒论》六经病证中往往因挟有水饮而使病情更加复杂，或导致多种变证。仲景审证求因，随证治之，灵活应用各种利水法。综合《伤寒论》对利水法的应用，可归纳为攻逐水饮法、通阳化气利水法、温阳利水法、滋阴利水法等。

　　（1）攻逐水饮法：适用于体内水饮结聚较重，邪实而正气不衰者。

　　1）峻逐水饮法：适用于水饮癖积胸胁之悬饮证。临床以心下痞硬胀满、牵引胸胁疼痛、咳唾呼吸加剧，干呕短气等为辨证要点。因水饮癖积，非峻剂不足以祛除，故以十枣汤峻逐水饮。

　　2）泄热开结逐水法：适用于邪热内陷，与水饮结聚于胸膈之热实结胸重证。临床以胸膈、心下疼痛，按之石硬，甚则从心下至少腹硬满而痛不可近，短气躁烦、发热或潮热，不大便，舌上燥而渴，脉沉而紧或沉迟等为辨证要点。治疗用大陷胸汤泄热逐水开结。

3）泄热散结逐水法：适用于伤寒大病之后，病势虽减，但仍有湿热壅滞于里，水气内结于下焦不行者。临床以小便不利，腰以下肿甚，如双下肢膝、胫、足跗皆肿，按之陷而不起，或大腹肿满，或胁下痞坚，或大便不爽利，烦渴，舌苔黄腻，脉沉实有力等为辨证要点。此仍属湿热壅滞之水肿实证，祛邪务尽，遵"腰以下肿，当利小便"之原则，用牡蛎泽泻散泄热逐水，软坚散结。

4）温寒破结逐水法：本法适用于寒邪与水饮凝结于胸膈脘腹之寒实结胸证。临床以胸胁或心下硬满疼痛、咳喘气逆、短气、畏寒喜暖等为辨证要点。治疗用三物白散祛寒逐水破结。

（2）温阳利水法：阳虚水停是水饮病最重要的病机，故温阳利水是最常用的治法。本法主要针对阳气亏虚，温运失司，水津不布而水停为患者。随阳虚脏腑不同，具体又有以下数种：

1）温中化饮利水法：适用于胃阳不足，中焦停饮证。临床以心下悸、小便下利、口不渴，甚则肢厥等为主要表现。治用茯苓甘草汤温胃化饮，通阳利水。

2）温通心阳，化气利水法：适用于上焦心阳亏虚，下焦寒水妄动者。证见心悸、脐下悸动、欲作奔豚、小便不利等。治疗用茯苓桂枝甘草大枣汤温通心阳，化气利水。

3）温阳健脾，化饮利水：适用于脾阳不足，温运失司，水无所制而饮停中焦者。临床可见心下逆满、气上冲胸、头眩、心悸气短、小便不利，甚则肢体浮肿、纳差便溏、脉沉紧等。治疗用苓桂术甘汤温阳健脾，化饮利水。

4）通阳化气利水法：该法适用于脾阳气不足，水饮内聚，停蓄下焦之证。临床以烦渴饮水而渴不解、小便不利、少腹里急，或伴发热恶风寒、脉浮等。治疗用五苓散健脾助运，化气利水。本证水停趋下，故在健脾同时，主以淡渗，而用猪苓、茯苓、泽泻。

5）温肾阳，利水气：适用于少阴肾阳虚弱，水无所主而致水气停聚，内外泛溢证。临床见心悸气短，头眩，四肢沉重疼痛，肢体浮肿，小便不利，或身瞤动，振振欲擗地，或腹痛下利，咳嗽呕逆，畏寒肢冷，脉沉弱等。治疗用真武汤温肾健脾，化饮利水。

（3）滋阴清热利水法：适用于阴津亏虚，水停里热证。临床以小便不利、短赤涩痛、发热、渴欲饮水、肢体浮肿，或心中烦不得眠、下利、舌红苔黄或少苔、脉细数等。治疗以猪苓汤淡渗利水，清热养阴。该方利水而不伤阴，滋阴而不敛邪，攻补兼施，合奏滋阴清热利水之功。

附 ○ 背诵条文

1. 太阳之为病,脉浮,头项强痛而恶寒。

2. 太阳病,发热,汗出,恶风,脉缓者,名为中风。

3. 太阳病,或已发热,或未发热,必恶寒,体痛,呕逆,脉阴阳俱紧者,名为伤寒。

12. 太阳中风,阳浮而阴弱,阳浮者,热自发,阴弱者,汗自出,啬啬恶寒,淅淅恶风,翕翕发热,鼻鸣干呕者,桂枝汤主之。

13. 太阳病,头痛,发热,汗出,恶风,桂枝汤主之。

16. 太阳病三日,已发汗,若吐、若下、若温针,仍不解者,此为坏病,桂枝不中与之也。观其脉证,知犯何逆,随证治之。桂枝本为解肌,若其人脉浮紧,发热汗不出者,不可与之也。常须识此,勿令误也。

20. 太阳病,发汗,遂漏不止,其人恶风,小便难,四肢微急,难以屈伸者,桂枝加附子汤主之。

23. 太阳病,得之八九日,如疟状,发热恶寒,热多寒少,其人不呕,清便欲自可,一日二三度发。脉微缓者,为欲愈也;脉微而恶寒者,此阴阳俱虚,不可更发汗、更下、更吐也;面色反有热色者,未欲解也,以其不得小汗出,身必痒,宜桂枝麻黄各半汤。

25. 服桂枝汤,大汗出,脉洪大者,与桂枝汤如前法。若形似疟,一日再发者,汗出必解,宜桂枝二麻黄一汤。

26. 服桂枝汤,大汗出后,大烦渴不解,脉洪大者,白虎加人参汤主之。

27. 太阳病,发热恶寒,热多寒少。脉微弱者,此无阳也,不可发汗。宜桂枝二越婢一汤。

28. 服桂枝汤,或下之,仍头项强痛,翕翕发热,无汗,心下满微痛,小便不利者,桂枝去桂加茯苓白术汤主之。

31. 太阳病,项背强几几,无汗恶风,葛根汤主之。

32. 太阳与阳明合病者,必自下利,葛根汤主之。

33. 太阳与阳明合病,不下利但呕者,葛根加半夏汤主之。

34. 太阳病,桂枝证,医反下之,利遂不止,脉促者,表未解也;喘而汗出者,葛根黄芩黄连汤主之。

35. 太阳病,头痛发热,身疼腰痛,骨节疼痛,恶风,无汗而喘者,麻黄汤主之。

38. 太阳中风,脉浮紧,发热恶寒,身疼痛,不汗出而烦躁者,大青龙汤主之。若脉微弱,汗出恶风者,不可服之。服之则厥逆,筋惕肉瞤,此为逆也。

39. 伤寒脉浮缓,身不疼但重,乍有轻时,无少阴证者,大青龙汤发之。

40. 伤寒表不解,心下有水气,干呕发热而咳,或渴,或利,或噎,或小便不利、少腹满,或喘者,小青龙汤主之。

41. 伤寒心下有水气,咳而微喘,发热不渴。服汤已渴者,此寒去欲解也。小青龙汤主之。

53. 病常自汗出者,此为荣气和,荣气和者,外不谐,以卫气不共荣气谐和故尔。以荣行脉中,卫行脉外。复发其汗,荣卫和则愈,宜桂枝汤。

54. 病人脏无他病,时发热自汗出而不愈者,此卫气不和也,先其时发汗则愈,宜桂枝汤。

61. 下之后,复发汗,昼日烦躁不得眠,夜而安静,不呕,不渴,无表证,脉沉微,身无大热者,干姜附子汤主之。

63. 发汗后,不可更行桂枝汤,汗出而喘,无大热者,可与麻黄杏仁甘草石膏汤。

64. 发汗过多,其人叉手自冒心,心下悸,欲得按者,桂枝甘草汤主之。

67. 伤寒若吐、若下后，心下逆满，气上冲胸，起则头眩，脉沉紧，发汗则动经，身为振振摇者，茯苓桂枝白术甘草汤主之。

71. 太阳病，发汗后，大汗出，胃中干，烦躁不得眠，欲得饮水者，少少与饮之，令胃气和则愈。若脉浮，小便不利，微热消渴者，五苓散主之。

76. 发汗后，水药不得入口为逆，若更发汗，必吐下不止。发汗吐下后，虚烦不得眠，若剧者，必反复颠倒，心中懊憹，栀子豉汤主之；若少气者，栀子甘草豉汤主之；若呕者，栀子生姜豉汤主之。

82. 太阳病发汗，汗出不解，其人仍发热，心下悸，头眩，身瞤动，振振欲擗地者，真武汤主之。

95. 太阳病，发热汗出者，此为荣弱卫强，故使汗出，欲救邪风者，宜桂枝汤。

96. 伤寒五六日中风，往来寒热，胸胁苦满，嘿嘿不欲饮食，心烦喜呕，或胸中烦而不呕，或渴，或腹中痛，或胁下痞硬，或心下悸、小便不利、或不渴、身有微热，或咳者，小柴胡汤主之。

101. 伤寒中风，有柴胡证，但见一证便是，不必悉具。凡柴胡汤病证而下之，若柴胡证不罢者，复与柴胡汤，必蒸蒸而振，却复发热汗出而解。

103. 太阳病，过经十余日，反二三下之，后四五日，柴胡证仍在者,先与小柴胡。呕不止,心下急,郁郁微烦者,为未解也,与大柴胡汤,下之则愈。

106. 太阳病不解,热结膀胱,其人如狂,血自下,下者愈。其外不解者,尚未可攻,当先解其外;外解已,但少腹急结者,乃可攻之,宜桃核承气汤。

124. 太阳病六七日,表证仍在,脉微而沉,反不结胸,其人发狂者,以热在下焦,少腹当硬满,小便自利者,下血乃愈。所以然者,以太阳随经,瘀热在里故也,抵当汤主之。

135. 伤寒六七日,结胸热实,脉沉而紧,心下痛,按之石硬者,大陷胸汤主之。

138. 小结胸病,正在心下,按之则痛,脉浮滑者,小陷胸汤主之。

146. 伤寒六七日,发热微恶寒,支节烦疼,微呕,心下支结,外证未去者,柴胡桂枝汤主之。

147. 伤寒五六日,已发汗而复下之,胸胁满微结,小便不利,渴而不呕,但头汗出,往来寒热,心烦者,此为未解也,柴胡桂枝干姜汤主之。

149. 伤寒五六日,呕而发热者,柴胡汤证具,而以他药下之,柴胡证仍在者,复与柴胡汤。此虽已下之,不为逆,必蒸蒸而振,却发热汗出而解。若心下满而硬痛者,此为结胸也,大陷胸汤主之。但满而不痛者,此为痞,柴胡不中与之,宜半夏泻心汤。

154. 心下痞,按之濡,其脉关上浮者,大黄黄连泻心汤主之。

155. 心下痞,而复恶寒汗出者,附子泻心汤主之。

157. 伤寒汗出,解之后,胃中不和,心下痞硬,干噫食臭,胁下有水气,腹中雷鸣,下利者,生姜泻心汤主之。

158. 伤寒中风,医反下之,其人下利日数十行,谷不化,腹中雷鸣,心下痞硬而满,干呕心烦不得安,医见心下痞,谓病不尽,复下之,其痞益甚,此非结热,但以胃中虚,客气上逆,故使硬也,甘草泻心汤主之。

161. 伤寒发汗,若吐若下,解后心下痞硬,噫气不除者,旋覆代赭汤主之。

163. 太阳病,外证未除,而数下之,遂协热而利,利下不止,心下痞硬,表里不解者,桂枝人参汤主之。

168. 伤寒若吐若下后,七八日不解,热结在里,表里俱热,时时恶风,大渴,舌上干燥而烦,欲饮水数升者,白虎加人参汤主之。

172. 太阳与少阳合病,自下利者,与黄芩汤;若呕者,黄芩加半夏生姜汤主之。

173. 伤寒胸中有热,胃中有邪气,腹中痛,欲呕吐者,黄连汤主之。

177. 伤寒脉结代,心动悸,炙甘草汤主之。

180. 阳明之为病，胃家实是也。

182. 问曰：阳明病外证云何？答曰：身热，汗自出，不恶寒，反恶热也。

208. 阳明病，脉迟，虽汗出不恶寒者，其身必重，短气腹满而喘，有潮热者，此外欲解，可攻里也。手足濈然汗出者，此大便已硬也，大承气汤主之；若汗多，微发热恶寒者，外未解也。其热不潮，未可与承气汤；若腹大满不通者，可与小承气汤，微和胃气，勿令至大泄下。

219. 三阳合病，腹满身重，难以转侧，口不仁面垢，谵语遗尿。发汗则谵语。下之则额上生汗，手足逆冷。若自汗出者，白虎汤主之。

223. 若脉浮发热，渴欲饮水，小便不利，猪苓汤主之。

242. 病人小便不利，大便乍难乍易，时有微热，喘冒不能卧者，有燥屎也，宜大承气汤。

247. 趺阳脉浮而涩者，浮则胃气强，涩则小便数，浮涩相搏，大便则硬，其脾为约，麻子仁丸主之。

248. 太阳病三日，发汗不解，蒸蒸发热者，属胃也，调胃承气汤主之。

249. 伤寒吐后，腹胀满者，与调胃承气汤。

252. 伤寒六七日，目中不了了，睛不和，无表里证，大便难，身微热者，此为实也，急下之，宜大承气汤。

253. 阳明病,发热汗多者,急下之,宜大承气汤。

254. 发汗不解,腹满痛者,急下之,宜大承气汤。

255. 腹满不减,减不足言,当下之,宜大承气汤。

259. 伤寒发汗已,身目为黄,所以然者,以寒湿在里不解故也。以为不可下也,于寒湿中求之。

260. 伤寒七八日,身黄如橘子色,小便不利,腹微满者,茵陈蒿汤主之。

261. 伤寒身黄发热,栀子柏皮汤主之。

262. 伤寒瘀热在里,身必黄,麻黄连轺赤小豆汤主之。

263. 少阳之为病,口苦,咽干,目眩也。

265. 伤寒,脉弦细,头痛发热者,属少阳。少阳不可发汗,发汗则谵语,此属胃。胃和则愈,胃不和,烦而悸。

273. 太阴之为病,腹满而吐,食不下,自利益甚,时腹自痛。若下之,必胸下结硬。

277. 自利不渴者,属太阴,以其脏有寒故也,当温之,宜服四逆辈。

281. 少阴之为病,脉微细,但欲寐也。

301. 少阴病,始得之,反发热,脉沉者,麻黄细辛附子汤主之。

302. 少阴病,得之二三日,麻黄附子甘草汤微发汗。以二三日无证,故微发汗也。

303. 少阴病,得之二三日以上,心中烦,不得卧,黄连阿胶汤主之。

304. 少阴病,得之二三日,口中和,其背恶寒者,当灸之,附子汤主之。

305. 少阴病,身体痛,手足寒,骨节痛,脉沉者,附子汤主之。

306. 少阴病,下利便脓血者,桃花汤主之。

307. 少阴病,二三日至四五日,腹痛,小便不利,下利不止,便脓血者,桃花汤主之。

309. 少阴病,吐利,手足逆冷,烦躁欲死者,吴茱萸汤主之。

314. 少阴病,下利,白通汤主之。

316. 少阴病,二三日不已,至四五日,腹痛,小便不利,四肢沉重疼痛,自下利者,此为有水气。其人或咳,或小便利,或下利,或呕者,真武汤主之。

317. 少阴病,下利清谷,里寒外热,手足厥逆,脉微欲绝,身反不恶寒,其人面色赤,或腹痛,或干呕,或咽痛,或利止脉不出者,通脉四逆汤主之。

318. 少阴病,四逆,其人或咳,或悸,或小便不利,或腹中痛,或泄利下重者,四逆散主之。

323. 少阴病,脉沉者,急温之,宜四逆汤。

326. 厥阴之为病,消渴,气上撞心,心中疼热,饥而不欲食,食则吐蛔,下之利不止。

337. 凡厥者,阴阳气不相顺接,便为厥。厥者,手足逆冷者是也。

338. 伤寒脉微而厥,至七八日肤冷,其人躁无暂安时者,此为脏厥,非蛔厥也。蛔厥者,其人当吐蛔。今病者静,而复时烦者,此为脏寒,蛔上入其膈,故烦,须臾复止,得食而呕,又烦者,蛔闻食臭出,其人常自吐蛔。蛔厥者,乌梅丸主之。又主久利。

350. 伤寒脉滑而厥者,里有热,白虎汤主之。

351. 手足厥寒,脉细欲绝者,当归四逆汤主之。

353. 大汗出,热不去,内拘急,四肢疼,又下利厥逆而恶寒者,四逆汤主之。

354. 大汗,若大下利,而厥冷者,四逆汤主之。

371. 热利下重者,白头翁汤主之。

378. 干呕吐涎沫,头痛者,吴茱萸汤主之。

385. 恶寒脉微而复利,利止亡血也,四逆加人参汤主之。

386. 霍乱,头痛发热,身疼痛,热多欲饮水者,五苓散主之;寒多不用水者,理中丸主之。

397. 伤寒解后,虚羸少气,气逆欲吐,竹叶石膏汤主之。